Theodor Dierk Petzold

Praxisbuch
Salutogenese

Warum Gesundheit ansteckend ist

südwest°

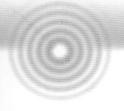

Inhalt

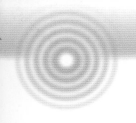

Einleitung

Wie entsteht Gesundheit?

*Das Wort »Saluto-
genese« setzt sich
aus dem lateinischen
»salus« – Gesund-
heit – und dem grie-
chischen »genesis« –
Entstehung –
zusammen.*

Was hat Sie gereizt, nach einem Buch mit diesem Titel zu greifen? Das Wort »Salutogenese«? Oder der verblüffende Gedanke, dass Gesundheit »ansteckend« sein könnte? Auf jeden Fall haben Sie mit dem Griff nach diesem Buch schon einen Schritt in Richtung Gesundheit getan, schon einen Beitrag geleistet zu Ihrer Salutogenese, zur Entstehung Ihrer Gesundheit.

Denn schon indem Sie über diese Fragen nachdenken, öffnen Sie sich für die Möglichkeit, sich mit Gesundheit anzustecken – und das erhöht Ihre Chance, sich in Richtung Gesundheit zu entwickeln. Hirnforscher nennen diesen Vorgang »Bahnen« und meinen damit die Verschaltung von Gedanken und Empfindungen im Gehirn. Wenn Sie eine gesunde Entwicklung für sich in Betracht ziehen, steigt die Wahrscheinlichkeit, dass Sie Gesundheit finden. So haben Sie sich mit dem Lesen dieses Buchtitels vielleicht schon mit einem Gesundheitserreger infiziert.

Das Wort »Salutogenese« gibt es gerade seit gut 30 Jahren – und schon ist es in vielen Ländern der Welt verbreitet. Geschaffen hat es der amerikanisch-israelische Medizinsoziologe und Stressforscher Aaron Antonovsky. Er war es auch, der die dazugehörige salutogenetische Frage in die moderne Wissenschaft eingeführt hat: »Wie und wodurch entsteht Gesundheit?« (siehe S. 204).

Obwohl Salutogenese zunächst eine Fragestellung und noch keine Methode war, so regte sie auf vielfältige Weise die Praxis von Vorbeugung, Heilung und Rehabilitation an. Mit einer konsequent salutogenetischen Orientierung lässt sich fast jede Methode noch erheblich wirksamer anwenden.

Ein Praxisbuch

Eine salutogenetische Orientierung bedeutet eine Ausrichtung auf attraktive, motivierende Gesundheitsziele und das Erschließen von Ressourcen.

In der Hand halten Sie nun ein »Praxisbuch Salutogenese«, denn inzwischen ist das Salutogenesekonzept von Aaron Antonovsky in Verbindung mit der Praxis weiterentwickelt worden. Dieser Praxisbezug stammt u. a. aus meiner über 35-jährigen ärztlichen und psychotherapeutischen Tätigkeit sowie aus reichhaltigen Erfahrungen in kreativen Gruppenprozessen.

Eine weitere wichtige Grundlage zur Fortführung des Salutogenesekonzepts stellen die umfangreichen und zukunftsweisenden Arbeiten des Heidelberger Forschers Ronald Grossarth-Maticek dar (siehe S. 204).

Er konnte mit ein bis fünf Gesprächen die gesundheitliche Selbstregulation der Gesprächspartner derart anregen, dass 20 Jahre später 30 Prozent mehr Probanden am Leben waren als in einer Kontrollgruppe, die keine solchen Gespräche erhalten hatte. Seit 2001 habe ich in intensiver Zusammenarbeit seine Gesprächsführung untersucht, angewendet, unterrichtet und weiterentwickelt.

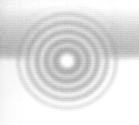

Da Gesundheit heute ein wichtiges Thema sowohl im privaten Leben als auch in vielen Berufsfeldern außerhalb des Gesundheitswesens ist, erfolgte die Weiterentwicklung der Salutogenese von Anfang an in interdisziplinärer Zusammenarbeit. Diese hat seit 2005 jährlich einen Höhepunkt im Symposium für Salutogenese. Dabei fließen viele Erkenntnisse der modernen Hirnforschung und Psychotherapie in Theorie und Praxis der Salutogenese ein.

Das Rahmenkonzept der Salutogenese

Im Wort »Wunder« steckt Wunde. Die Endung -er bezeichnet einen Vorgang, der zu Ende geht. So wurde das Heilen einer Wunde als Wunder gesehen.

Aaron Antonovsky hatte im Rahmen seiner Forschungen öfter bemerkt, dass Stress nicht nur krank machen, sondern auch als stärkende Herausforderung wirken kann. Zur Schöpfung des neuen Wortes »Salutogenese« veranlasste ihn in erster Linie das Ergebnis einer Studie zur Gesundheit von Frauen in den Wechseljahren.

Dabei war Antonovsky auf eine umwälzende Erkenntnis gestoßen: Er bezeichnete es selbst als »Wunder«, dass sich 29 Prozent der befragten Frauen, die rund 30 Jahre zuvor den unvorstellbaren Horror eines KZs erlebt hatten, dennoch einer guten körperlichen und seelischen Gesundheit erfreuten. Manche Frauen gaben sogar an, dass sie aus dieser Erfahrung gestärkt hervorgegangen seien.

Dieses »Wunder« veranlasste Antonovsky dazu, die salutogenetische Frage ganz explizit auch diesen Frauen zu stellen: Wie hatten sie es geschafft, sich trotz dieses ungeheuren Stresses weiterhin gesund zu entwickeln? Wie und wodurch konnten sie sich gesund erhalten? Die Auswertung der Interviews ergab, dass die gesund gebliebenen Frauen als übergeordnete Fähigkeit ein tiefes, kaum zu beschreibendes Vertrauen angaben, mit dem sie sich innerlich weit über persönliche Beziehungen hinaus »global« miteinander verbunden gefühlt hatten. Dieses tiefe Vertrauen nannte Antonovsky »sense of coherence« (SOC) – Kohärenzgefühl. Er definiert es als »globale Orientierung, die ausdrückt, in welchem Ausmaß man ein durchdringendes, andauerndes und dennoch dynamisches Gefühl des Vertrauens hat«.

Dieses Vertrauen geht über die individuellen und nationalen Grenzen hinaus; man könnte es auch Urvertrauen nennen. Ich bezeichne es gern als stimmige Verbundenheit. »Sense of coherence« kann auf Deutsch zum einen als *Sinn für* stimmige Verbundenheit wiedergegeben werden und zum anderen als *Gefühl von* stimmiger Verbundenheit – einmal also als Wahrnehmungsfähigkeit und zum anderen als Ergebnis stimmiger Erfahrung.

Stimmige Verbundenheit

Antonovsky entnahm den Interviews mit diesen gesundheitlich erfolgreichen Frauen, dass sich ihr Kohärenzgefühl aus drei Komponenten zusammensetzte. Die Frauen hatten drei Fähigkeiten ausgebildet, die ihnen dabei halfen, das Kohärenzgefühl aufzubauen und zu erhalten:

▸ **Gefühl von Verstehbarkeit** (»comprehensibility«): Sie hatten eine Erklärung, eine eigene Theorie über die Zusammenhänge, die dazu geführt hatten, dass sie ins KZ gekommen waren. Sie konnten das Verhalten von Aufsehern und Politikern wie Hitler irgendwie verstehen und in einen Zusammenhang bringen. Sie hatten das Gefühl, daraus das Verhalten und die alltäglichen Geschehnisse im KZ einigermaßen vorhersehen zu können, also ungefähr absehen zu können, was passieren würde.

Verstehbarkeit, Handhabbarkeit, Bedeutsamkeit – auf diesen drei Säulen ruht das Salutogenesekonzept von Aaron Antonovsky.

7

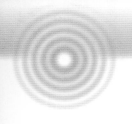

▸ **Gefühl von Handhabbarkeit** (»manageability«): Selbst in der höchst reglementierten und fremdbestimmten Welt des KZs hatten die Frauen noch das Gefühl, aktiv sein zu können. Sie richteten selbst in dieser extremen Situation den Blick darauf, was sie noch selbstbestimmt tun konnten, wozu sie noch die erforderlichen Fähigkeiten und Möglichkeiten hatten. Das betraf u. a. alltägliche Kleinigkeiten wie Besuche bei Freunden, Toilettengänge oder auch Gespräche mit Aufsehern. Der auf diese Situationen fokussierte Blick erhielt bei den Frauen das Gefühl der Handhabbarkeit bzw. stellte es immer wieder her.

▸ **Gefühl von Bedeutsamkeit** (»meaningfulness«): Obwohl sie von der Außenwelt abgeschnitten waren und keine Zeitung über ihre Aktivitäten berichtete, hatten die Frauen das Gefühl, dass ihr Leben und vieles, was sie im KZ taten, sinnvoll war. Ob sie Worte mit den Aufsehern wechselten, beteten oder mit Freunden sprachen – sie waren motiviert, hatten bei ihren Aktivitäten das Gefühl, bedeutsam zu sein, und glaubten, dass es sich lohne, Energie und Aufmerksamkeit in diese Aktivitäten zu stecken.

Die drei Komponenten kann man auch als Fähigkeiten verstehen: als Fähigkeit zu verstehen, als Handlungsfähigkeit und als Fähigkeit, Bedeutsamkeit zu fühlen.

Antonovsky bezog diese drei Komponenten des Kohärenzgefühls auf die drei Seinsdimensionen des Menschen: die Verstehbarkeit auf das Denken, also die kognitive Dimension; die Handhabbarkeit auf das Verhalten, also die körperliche Dimension; und die Bedeutsamkeit schließlich auf das Fühlen, also die emotionale Dimension, die ihm hinsichtlich der Motivation zum aktiven Dasein am wichtigsten schien.

Wann und warum sind wir gesund?

Die uralte Frage nach der Entstehung von Gesundheit brachte Antonovsky mit seiner Wortschöpfung »Salutogenese« in die moderne Wissenschaft und Gesundheitspraxis ein. Er betonte, dass die Fragestellung auch in der Wissenschaft wichtiger sei als eine gegebene Antwort. Diese Frage führt uns durch das ganze Buch.

Es wird Sie vielleicht überraschen, in einem Ratgeber immer wieder Fragen zu lesen. Aber schon Sokrates, der Philosoph, der am Anfang der abendländischen Kultur stand, stellte das Fragen in den Mittelpunkt seiner Dialoge.

Hirnforscher haben mittlerweile herausgefunden, dass Fragen für jeden Menschen viele ganz praktische Folgen haben. Durch die Aufmerksamkeit, die wir einer Frage widmen, wird unser Denken in eine bestimmte Richtung gelenkt. Und dem Denken folgt Aktivität. Deshalb also ist es sehr ratsam, auf gute Fragen zu achten, etwa auf die, wie Sie sich mit Gesundheit anstecken können. Zwei grundlegende Erkenntnisse zur Entstehung von Gesundheit seien an dieser Stelle schon vorweggenommen:

▸ Wir sind zu gesunder Entwicklung durch ein übergeordnetes Streben nach Stimmigkeit, nach »aufbauender Kohärenz« motiviert.

▸ Gesundheit entsteht im Erleben von stimmiger Verbundenheit in einer mehrdimensionalen Kommunikation immer wieder.

In diesem Buch finden Sie die erste umfassende und auch praxisbezogene Weiterentwicklung des Salutogenesekonzepts.

Ziel des Buchs

Mit diesem Buch lernen Sie neue Wege zu Ihrer inneren und äußeren Stimmigkeit, zu einer »aufbauenden Kohärenz« kennen. Sie werden Gesundheit und Krankheit aus einem neuen Blickwinkel betrachten können und eine »neue Art zu denken« zur Verfügung haben. Aus dem Gefühl und dem Bewusstsein einer umfassenden Stimmigkeit, eben jenem Kohärenzgefühl heraus sollen Sie Ihr Leben kreativ und gesund gestalten können.

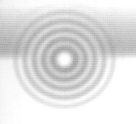

Fragen regen die kreative Eigenaktivität und Entfaltung der eigenen Kompetenz an. Gleichzeitig lassen sie auch individuelle Freiheit zu. Viele unterschiedliche Antworten kommen der Wahrheit insgesamt näher als eine Antwort: Sie spiegeln die Komplexität, Individualität und lebendige Vielfalt von Gesundheit.

Mit der Frage nach der Salutogenese ist auch die Frage nach einer zielgerichteten individuellen gesunden Entwicklung gestellt. Wie kann aus chaotischer Bewegung ein so hochkomplex gesund funktionierendes Wesen wie der Mensch entstehen, wie eine Familie, eine Kultur oder die ganze Biosphäre? Mit dieser Frage brachte Aaron Antonovsky eine grundlegend neue Betrachtungsweise, ein neues Paradigma in die moderne Medizin ein – in eine Medizin, die sich bis dato fast ausschließlich mit der Frage nach der Entstehung von Krankheiten beschäftigte. Die Frage nach der Entstehung von Gesundheit kann eine »neue Art zu denken« anregen, wie Albert Einstein sie gefordert hat. Eine Art zu denken, die den modernen Menschen mehr und mehr befähigt, die anstehenden Probleme zu lösen, die Herausforderungen in allen unseren Daseinsdimensionen zu meistern: persönlich, zwischenmenschlich, familiär, beruflich, kulturell, global und geistig. Das Mittel dazu ist Kommunikation.

»Eine neue Art zu denken braucht die Menschheit.«
Albert Einstein

Der Weg durch das Buch

In jedem Kapitel finden Sie eigens hervorgehobene Anregungen, um das Prinzip der Salutogenese in die Praxis umzusetzen. Diese Anregungen sind in vier Kategorien unterteilt:

▸ Fragen zum Nachdenken, zur Überprüfung der eigenen Situation und als Themen für Gespräche in der Familie sowie im Freundes- oder Bekanntenkreis

▸ Anregungen zu einem gesunden Lebensstil

▶ Übungen, die Sie alleine durchführen können

▶ Dialogübungen aus der Salutogenen Kommunikation Sal-Kom®, die mit einem Dialogpartner oder in größeren Gruppen durchgeführt werden können

Im ersten Kapitel »Wie funktioniert Salutogenese?« (siehe S. 13ff.) geht es um die Bedeutsamkeit der salutogenetischen Fragestellung sowie darum, Fragen zu stellen, die uns in Richtung Gesundheit weiterführen. Im zweiten Kapitel »Das Prinzip der Stimmigkeit« (siehe S. 31ff.) widmen wir uns der aufbauenden Kohärenz. Hier geht es um die Achtsamkeit gegenüber der stimmigen Verbundenheit in allen Dimensionen unseres Daseins: in unserer physischen Existenz, unseren mitmenschlichen Beziehungen, unserem Beruf und anderen kulturellen Aktivitäten sowie in einer globalen Biosphäre und geistigen Dimension.

Damit wir uns einer immer umfassenderen Stimmigkeit annähern können, verfügen wir über jeweils ein neuropsychisches System zum »Annähern« und »Vermeiden«, die im dritten Kapitel (siehe S. 67ff.) behandelt werden. Das Vermeidungssystem hilft uns dabei, Krankheiten und Gefahren zu vermeiden bzw. abzuwehren; auf dem Weg der Annäherung an attraktive Ziele spüren wir Lust, d. h., unsere körperlichen und geistigen Bedürfnisse aktivieren ein lustvolles Annähern. Jede Bedürfnisbefriedigung ist ein dialogischer Vorgang, der im vierten Kapitel »Bedürfniskommunikation« (siehe S. 93ff.) betrachtet wird.

Ebenso wie unsere Bedürfnisse in unterschiedlichen Abständen immer wieder Befriedigung oder Beachtung verlangen, so ist auch unsere gesunde Entwicklung ein mehrdimensional rhythmisches Geschehen. Diese Rhythmen unseres Lebens können wir in Resonanz zu anderen Rhythmen der Natur finden. Darauf wird im Kapitel »Die eigenen Rhythmen finden« (siehe S. 115ff.) eingegangen.

Mit salutogener Kommunikation können die gesunde Selbstregulation angeregt und eine aufbauende Stimmigkeit zwischen individuellen Bedürfnissen sowie sozialen, kulturellen und globalen Interessen erreicht werden.

Das sechste Kapitel »Der Mensch – ein heilendes System« (siehe S. 141ff.) widmet sich dem Vorgang der Selbstheilung des Menschen in seinen Bezugssystemen. Unsere Selbstheilungsfähigkeit beruht auf der psychophysischen Selbstregulation. In der gesunden Selbstregulation wirken unsere bedeutsamen Motive und unsere Handlungsfähigkeit sowie unser Lernvermögen zusammen, um letztlich mehr Stimmigkeit zu erreichen.

Im siebten Kapitel (siehe S. 175ff.) geht es um das Ressourcenmanagement. Wenn wir einer neuen Herausforderung begegnen, haben wir bereits Fähigkeiten, um diese zu meistern, brauchen aber vielleicht auch noch neue. Über welche Fähigkeiten verfügen Sie? Vielleicht besitzen Sie mehr Ressourcen, als Ihnen bewusst ist.

Durch Annäherung an Stimmigkeit sind wir motiviert, in unserem Leben Unstimmigkeiten zu klären – vielleicht auch ungelöste Probleme unserer Elterngeneration zu lösen. Indem wir unser Leben nach stimmiger Verbundenheit ausrichten, dienen wir nicht nur unserer persönlichen Entwicklung und Gesundheit, sondern womöglich auch einer größeren sozialen und kulturellen Evolution. Um diesen Aspekt schließlich geht es im letzten Kapitel »Gesundheit, Entwicklung und Evolution« (siehe S. 185ff.).

Wie funktioniert Salutogenese?

Gute Fragen stellen

»Was tut Ihnen nachhaltig gut?«

Stellen Sie sich vor, Ihr Arzt würde Ihnen diese Frage stellen. Weiter würde er nachfragen, was Ihnen Freude macht, was Sie gern tun und wo Sie sich wohlfühlen. Auch bei einem Treffen mit Freunden und in Ihrer Familie besprechen Sie diese Fragen und weiter tauschen Sie sich kreativ darüber aus, was Sie tun können, um glücklicher und zufriedener zu werden.

Indem wir unsere Aufmerksamkeit auf die Entstehung von Gesundheit, die Salutogenese, richten, bahnen wir im Gehirn ganz andere Verschaltungen als mit der Frage nach der Ursache von Krankheiten, der pathogenetischen Frage (*pathos* = Leiden, *genese* = Entstehung). Mit dem Augenmerk auf aufbauende Eigenschaften können wir die Fähigkeiten entwickeln, die Antonovsky bei den Frauen festgestellt hat, die trotz des unvorstellbaren Stresses des KZs noch 30 Jahre und länger gesund leben konnten. Wir können ein zunehmendes Gefühl von stimmiger Verbundenheit, das Kohärenzgefühl stärken – auch als starke Ressource in stressigen Situationen.

Viele Menschen haben schon ein gutes Kohärenzgefühl entwickelt. Sie sind durch eine gesunde Verarbeitung ihrer Lebenserfahrungen bereits zu Gesundheitsexperten zumindest für sich selbst geworden. Sie lassen sich durch ständige Warnungen von Krankheitsex-

Am Ende dieses Kapitels (siehe S. 29) finden Sie einen Fragenkatalog, der Ihre Aufmerksamkeit auf die Entstehung von Gesundheit richtet. Gehen Sie ihn in Ruhe für sich selbst durch oder besprechen Sie die Fragen beispielsweise auch im Familien- oder Freundeskreis.

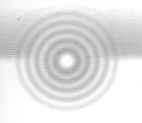

perten nicht in ihrem Urvertrauen erschüttern. Viele andere Menschen hingegen lassen sich noch durch eine permanente Konfrontation mit allen möglichen Krankheitsrisiken immer wieder in einen Angstzustand und damit Stress treiben. Sie werden durch die herrschende Angstmacherei geschwächt und damit krankheitsanfälliger. Deshalb ist es wichtig, so über Krankheiten zu sprechen und zu schreiben, dass es der gesunden Entwicklung möglichst vieler Menschen dient.

Die Traditionelle Chinesische Medizin (TCM) hat eine sehr differenzierte Vorstellung vom gesunden Leben. Gesundheit entsteht nach der TCM durch Harmonie von Energieströmen und Eigenschaften, von Yin und Yang, die einem rhythmischen Wandel unterliegen.

Ein Bild von ganzheitlicher Gesundheit

Antonovsky hat mit dem Kohärenzkonzept – dem Gefühl von Verstehbarkeit, Handhabbarkeit und Bedeutsamkeit – das Gerüst für ein modernes Bild ganzheitlicher mehrdimensionaler Gesundheit geschaffen. Die alten Hochkulturen in China, Indien und Tibet hatten sämtlich Vorstellungen davon entwickelt, wie der Mensch in seiner Welt leben sollte, damit er möglichst lange gesund bleibt. Folglich wurden auch Krankheiten als Abweichungen vom gesunden Leben verstanden und dementsprechend behandelt, damit die Erkrankten wieder in ihren ausgeglichenen Lebensrhythmus zurückfinden und gesunden.

Ein ganzheitliches Bild vom gesunden Leben fehlt der modernen wissenschaftlichen Medizin. Eine Umfrage in unterschiedlichen Kulturen zum Gesundheitsbegriff ergab, dass in den westlichen Zivilisationen, wo das Bewusstsein und die Sprache wesentlich durch die Wissenschaften geprägt sind, viele Menschen keine positiv definierte Vorstellung von Gesundheit mehr haben, sondern diese als

Abwesenheit von Schmerzen, Unwohlsein, Krankheit und dergleichen mehr bezeichnen. Diese eingetrübten Vorstellungen von Gesundheit resultieren daraus, dass die herrschende Medizin im Zusammenhang mit Gesundheit fast nur die Frage nach der Ursache von Krankheiten stellt. Chinesen beispielsweise beschreiben Gesundheit noch viel häufiger mit Balance, Harmonie oder auch mit guten Familienbeziehungen.

So zielt die salutogenetische Frage heute auch darauf ab, eine Vorstellung für ganzheitliche Gesundheit zu entwickeln, die mit den Erkenntnissen der modernen Wissenschaften übereinstimmt. Ein modernes Konzept von Gesundheit muss dynamisch entwicklungsorientiert sein und der Mehrdimensionalität unseres Lebens gerecht werden.

Krankheits- und Gesundheitsexperten

Die Frage nach der Entstehung von Krankheiten haben Ärzte gestellt, weil sie glaubten, Gesundheit herzustellen, wenn sie Ursachen von Krankheiten bekämpfen und ausrotten. Das zugrunde liegende Motiv für diese pathogenetische Orientierung war also die Sorge um Gesundheit, um Salutogenese. Der Kampf gegen Krankheiten war eine Antwort auf die tiefere Frage nach Gesundheit. Die Medizin der letzten 150 Jahre ist fast ausschließlich diesem einen Aspekt, der Krankheitsorientierung nachgegangen.

Dadurch mutierte die moderne Medizin zum Kampfgeschwader gegen bedrohliche Krankheiten. Bluthochdruck z. B. wird als »the silent killer«, lautloser Mörder, bezeichnet, obwohl er meist eine Folge des Lebenswandels ist. Aus der Kampfhaltung gegen Krankheiten rühren auch die vielen Antimittel: Antihypertonika, Antirheumatika, Antibiotika. Ob sie auch einer gesunden Entwicklung dienen, ist

Die einseitige Konzentration auf Krankheitsursachen hat in den letzten 150 Jahren viele gesundheitliche Probleme gelöst. Heute wird diese Lösung selbst zum Problem. Um die aktuellen gesundheitlichen Probleme zu lösen, brauchen wir eine neue Ausrichtung, die Konzentration auf eine gesunde Entwicklung.

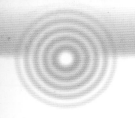

eine zweite Frage, die angesichts von Nebenwirkungen in manchem Einzelfall mit Nein beantwortet werden muss. Die einseitig krankheitsbezogene Denkrichtung war und ist bei vielen Krankheiten, z. B. bei Infektionskrankheiten, Notfällen und Unfallfolgen, sehr erfolgreich. Deshalb werden in der Medizin auch heute noch einseitig Krankheitsexperten ausgebildet. Allerdings geht es immer mehr um Erkrankungen, die sich mit dieser pathogenetischen Vorgehensweise offenbar nicht erfolgreich behandeln oder vermeiden lassen – zu nennen wären hier »Altersdiabetes« und Gefäßverkalkung.

Gesundheitsexperten stellen Fragen nach attraktiven Gesundheitszielen und Ressourcen für gesunde Entwicklung. Auf diesem Wege ergeben sich ganz neue Möglichkeiten der Vorbeugung und Behandlung für die sich immer mehr verbreitenden Leiden wie Diabetes, Depression, Stresserkrankungen, Tumorleiden und andere sogenannte Zivilisationskrankheiten. Zu einer Vorbeugung und auch Heilung dieser Leiden kann jeder selbst beitragen, indem er für mehr Stimmigkeit im Leben sorgt und seine Ressourcen für gesunde Entwicklung erschließt und entfaltet.

Sich gesund zu entwickeln ist wie schwimmen und lernen, immer besser zu schwimmen im großen Strom des Lebens.

Vom Schwimmen im Strom des Lebens

Wenn wir das Leben als Strom betrachten, in dem wir schwimmen und an schwierigen Stellen immer wieder einmal unterzugehen oder zu stranden drohen, so ist es das Ziel der salutogenetischen Ausrichtung, gut schwimmen zu lernen. Die pathogenetisch orientierte Medizin hingegen versucht, den bedrohten Menschen zu retten, um ihn dann ständig auf einem Floß zu halten oder an anderer Stelle wieder in den Fluss zu werfen – ungeachtet seiner Schwimmkünste. Eine solche Medizin ist von einer Retter-Opfer-Beziehung geprägt, die nach einem ursächlichen Täter für jede Krankheit fahndet. Problematisch wird es, wenn kein Täter in Sicht ist, den man bekämpfen könnte, oder wenn der gesellschaftliche Kontext tatverdächtig ist und es eigentlich darum geht, gesünder zu leben.

Wende im Krankheitsverlauf

Herr M. war 58 Jahre alt, hatte bei den Stadtwerken gearbeitet und litt seit über drei Jahren unter extrem starken Schmerzen im Lendenwirbelbereich, die nach einer Bandscheibenoperation eher schlimmer als besser geworden waren. Aufgrund dieser Erkrankung war er bereits Frührentner. Er nahm täglich sowohl hohe Dosen Morphium als auch Kortison, ein Antidepressivum sowie Schmerzmittel und Antirheumatika. In die Sprechstunde kam er stark humpelnd mit schmerzverzerrtem Gesicht; er beschwerte sich, dass nichts half und es ihm einfach nicht besser gehen wollte.

Erst durch die wiederholt gestellte Frage, ob er schon irgendetwas gemacht oder erlebt hatte, bei dem er sich wenigstens etwas wohler gefühlt hatte, kam er nach einiger Zeit darauf, dass es ihm in warmem Wasser etwas besser ging – allerdings nur für kurze Zeit. Dann erinnerte er sich, dass er sich auch bei kurzen Spaziergängen ganz gut fühlte. Dies war der Wendepunkt in seinem Krankheitsverlauf: Herr M. achtete mehr und mehr darauf, ob ihm etwas guttat. Die Spaziergänge wurden langsam länger, er schlief besser und brauchte immer weniger Schmerzmittel. Nach anderthalb Jahren konnte er das Morphium und das Kortison absetzen, nach einem weiteren halben Jahr auch das Antidepressivum. Heute braucht er nur noch selten Schmerzmittel, humpelt kaum noch und sieht wesentlich klarer und zufriedener aus.

Das Potenzial zu schwimmen haben fast alle Menschen; bei manchen schlummert es noch im Verborgenen. Viele Menschen wollen besser schwimmen lernen im Fluss des Lebens und können es auch.

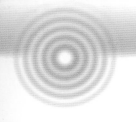

Gesundheitsexperten – ein Blick in die Zukunft

Zunächst ist jeder Mensch ein Gesundheitsexperte für sich selbst. Jeder kann im Normalfall am besten für sich selbst sagen, ob er sich gesund oder krank fühlt, wie stimmig er im Leben steht oder ob mit ihm gerade etwas »nicht stimmt«. Die meisten Menschen wissen im Grunde sehr gut, was ihnen guttut und was nicht. Allerdings brauchen manche von ihnen die Erlaubnis oder Unterstützung, das zu tun, was ihnen nachhaltig guttut. Lassen Sie uns deshalb einen Blick in die Zukunft werfen.

Gesundheitsexperten gestalten ihr Leben so, dass sie sich immer wieder wohl, sicher und zugehörig fühlen und Erfüllung finden. Dies entspricht dem Schwimmenkönnen im Strom des Lebens.

Dort helfen speziell ausgebildete Gesundheitsexperten anderen Menschen dabei, ihr Leben nachhaltig gesund zu gestalten. Sie wissen um die Selbstheilungsfähigkeiten des Menschen in seinen Wechselbeziehungen zu seiner Umgebung und gestalten deshalb unsere Umgebung so, dass sie uns guttut. Sie unterstützen Familien, damit Schwangerschaften und Geburten gut verlaufen können und damit genügend menschliche und materielle Ressourcen für Eltern und Kinder zur Verfügung stehen. Sie gestalten Schulen und andere Ausbildungsstätten so, dass Lernen Freude macht und Kreativität und Lösungskompetenz angeregt werden.

Mithilfe dieser Gesundheitsexperten werden unsere Arbeitsbedingungen so optimiert, dass alle eine erfüllende Tätigkeit ausüben können, die sowohl die Leistung als auch die Gesundheit nachhaltig fördert. Für das Alter schließlich schaffen sie Räume und Möglichkeiten, die den Wünschen und Fähigkeiten älterer Menschen entsprechen.

Ein Zukunftstraum? Nein – all dies sind bereits bekannte Ziele der Gesundheitsförderung. Die Frage ist nur, ob sie auch in die Tat umgesetzt werden. Internationale Vergleichsstudien zeigen, dass wir in

Deutschland eine sehr teure und relativ gute Krankenversorgung haben; doch leider ist das nicht gleichbedeutend mit einer guten Sorge für die Gesundheit.

Die Weltgesundheitsorganisation (World Health Organization, WHO) hat in einer groß angelegten Studie im Jahr 2000 festgestellt, dass das deutsche Gesundheitssystem weltweit nur auf den 25. Platz kommt, wenn man nicht nur die Krankenversorgung, sondern auch die Gesundheitsvorsorge untersucht. Kein rühmliches Ergebnis, übt Letztere auf unsere Gesundheit doch einen weitaus größeren Einfluss aus als die Krankenversorgung.

Mit einer grundsätzlich anderen Orientierung des Denkens und grundsätzlich anderen persönlichen, gesellschaftlichen und wissenschaftlichen Fragestellungen können wir noch viele bislang ungenutzte, vernachlässigte oder sogar zerstörte Ressourcen für Gesundheit erschließen. Dazu müssen Gesundheitsexperten vermehrt salutogenetisch orientiert ausgebildet werden und mehr Entscheidungskompetenz bekommen.

> Gesundheitsvorsorge hat auf die Lebensqualität, die Gesundheit und die Lebenserwartung der Menschen einen größeren Einfluss als die alleinige Versorgung im Krankheitsfall.

Fragen zum Nachdenken

Stellen Sie sich in Ruhe einmal die folgenden Fragen:

▸ **Was bedeuten vollkommene Gesundheit und umfassendes Wohlbefinden für Sie?**

▸ **Wie fühlen Sie sich, wenn Sie gesund sind? Bitte beschreiben Sie dies genauer – auch, woran Sie spüren, dass Sie gesund sind.**

▸ **Nach welchen – auch alltäglichen – Erlebnissen fühlen Sie sich gut?**

▸ **Hat Gesundheit für Sie etwas mit Entwicklung zu tun?**

▸ **Wer ist für Sie ein Gesundheitsexperte?**

▸ **Was sollte er Ihrer Meinung nach wissen und können?**

▸ **Wie sind Sie Ihr eigener Gesundheitsexperte?**

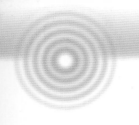

Gesundheit als Entwicklungsprozess

Mit der Salutogenese richten wir die Aufmerksamkeit auf die Dynamik des Lebens, auf die permanente Veränderung des Organismus. Dieser ständige Vorgang in und um uns hat Gesundheit als attraktives Ziel. Gesundheit hat keine Dauer, sondern entsteht immer neu – wie das Glück. Wir können uns von dem Begriff »Gesundheitszustand« verabschieden, denn er ist eine Illusion. Wir befinden uns in einem ständigen Fluss, in einem Prozess des Austauschs, des Auf- und Abbaus und der Entwicklung.

Dieser permanente Veränderungsprozess weist viele rhythmische und zyklische Verläufe auf. Wir erleben sowohl Wohlbefinden als auch Unwohlsein und Erkrankung. Antonovsky spricht von einem »Kontinuum« zwischen Gesundheit und Krankheit: Jeder Mensch bewegt sich immer zwischen vollkommener Gesundheit und totaler Krankheit. In der Medizin sagt man: »Einen gesunden Menschen gibt es nicht – nur einen, der noch nicht gründlich genug untersucht worden ist.«

Auf der anderen Seite hat ein schwerstkranker Mensch noch gesunde Anteile in sich. Deshalb sehen wir bei der salutogenetischen Orientierung immer sowohl gesunde als auch kranke Anteile im Unterschied zu einem dualistischen Entweder-Oder. Wenn wir »richtig« krank sind, fühlen wir uns zwar nicht gesund; dennoch ist es auch dann sinnvoll, sich auf den Teil zu besinnen, der noch gesund funktioniert. Das können Kleinigkeiten der vegetativen Regulation sein wie gut schlafen können oder auch ein gesundes Vertrauen, dass man sich wieder wohler fühlen und alles schon seinen guten Ausgang finden wird.

> »[Eine] salutogenetische Orientierung [...] führt uns dazu, die dichotome Klassifizierung von Menschen als gesund oder krank zu verwerfen und diese stattdessen auf einem multidmensionalen Gesundheits-Krankheits-Kontinuum zu lokalisieren.«
>
> Aaron Antonovsky

Bedeutung einer Erkrankung

Auch bei einer anderen Betrachtungsweise bedeutet Kranksein keinen Gegensatz, sondern lediglich eine extreme Variante der gesunden Entwicklung, einen zwar schwierigen, aber durchaus sinnvollen Schritt auf dem Weg zu umfassenderer Gesundheit.

So kann beispielsweise eine Grippe uns eine erforderliche Ruhepause verschaffen, eine Depression kann als besondere Konzentration auf tiefe Gefühlsstimmungen gesehen werden, Angst als Warnsignal und ein Nackenschmerz mit Handlungsunfähigkeit als Gelegenheit, sich selbst in Ruhe gut zu spüren.

Krankheit stellt auch eine Chance dar, zu Gesundheit zurückzufinden.

Wenn wir uns gesunde Entwicklung als spiralförmig kreisend nach oben verlaufend vorstellen (siehe Grafik), würde uns eine Erkrankung aus dieser Bahn bringen, was wir uns bildlich als eine besonders starke waagerechte Abweichung vorstellen können. Die Erkrankung kann uns zur Besinnung bringen, auf den Weg unserer spiraligen Entwicklung zurück, damit wir weiter voranschreiten können.

In der nebenstehenden Grafik sieht alles schön und glatt aus. In Wirklichkeit verläuft der Weg der Entwicklung in Richtung der attraktiven vollkommenen Gesundheit chaotisch. Chaotisch im Sinne der Chaosforschung heißt, dass das attraktive Ziel, ein Attraktor, zwar vorgegeben, der Weg dorthin aber unvorhersehbar ist. Die Schritte zum Ziel können sich unter Umständen sehr weit vom direkten Weg entfernen (siehe Kap. 8, S. 185ff.).

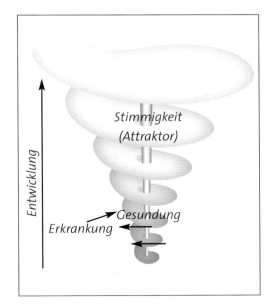

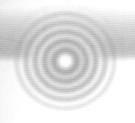

So erscheint eine Erkrankung als unerbittliche Herausforderung und Lernmöglichkeit, wieder zurück auf den Annäherungsweg an eine vollkommene Stimmigkeit zu gelangen.

Wenn man sich mitten in einer akuten Erkrankung befindet, ist man meist nicht offen für derlei Fragen, und das ist auch gut so. Denn dann brauchen wir vor allem Ruhe und Vertrauen in die gesunde Selbstregulation. Wenn aber unser Denken wieder erwacht, bringt uns eine spezielle Frageform auf eine reflexive Beobachterebene, von der aus uns ein Sinn, eine gute Funktion der Erkrankung deutlich werden kann. Das kann z. B. die Frage aus einer rückblicken-

Wenn wir akut krank sind, geben wir uns dem Heilungsprozess hin. Wenn wir länger krank sind, ist es hilfreich, darüber nachzudenken, was die Erkrankung gerade jetzt in meinem Leben bedeutet.

Fragen zum Nachdenken

Unser Bewusstsein verfügt über eine Möglichkeit, sich selbst – sein Verhalten, Fühlen und Denken – zu betrachten und zu reflektieren. Diese Möglichkeit unseres Bewusstseins wird »innerer Beobachter« genannt. Aus dieser reflexiven Perspektive können Ereignisse eine andere Bedeutung bekommen als im Moment des gefühlten Erlebens.

▶ Kennen Sie eine solche »innere Beobachterposition«, Ihren »inneren Beobachter«?

Bitte erinnern Sie sich einmal an Ihre letzte Erkrankung und bedenken Sie, zu welchem Zeitpunkt Ihres Lebens und unter welchen Umständen und Beziehungen Sie erkrankten. Erinnern Sie sich bitte auch, was Sie gemacht haben, um wieder zu gesunden, und wie Sie sich dann gefühlt haben.

▶ Wenn Sie all dies mit der jetzt möglichen inneren Distanz betrachten, hatte die Erkrankung in Ihrem Leben dann möglicherweise einen Sinn oder eine Funktion?

▶ Was haben Sie daraus gelernt?

▶ Wie hat sich Ihre Lebensqualität durch die Erkrankung verändert?

den Perspektive sein: Wenn ich in fünf Jahren auf mein Leben zurückblicke und meine jetzige Erkrankung betrachte, hat sie dann irgendeinen Sinn oder Zweck gehabt? Krebspatienten etwa berichten immer wieder, dass sie durch ihre Erkrankung »erst richtig ins Leben gekommen« seien, »das Leben ganz neu erleben« und »viel intensiver wahrnehmen«.

Aus einer übergeordneten Perspektive

Diese Betrachtung von Krankheit als individuelle Lernaufgabe hat allerdings ihre Grenzen, z. B. wenn ein Mensch früh stirbt und wir kaum erkennen können, wie er noch aus seiner Krankheit lernen kann. Oder wenn ein Mensch schwerbehindert lebt. Dann jedoch können wir aus einer anderen, möglicherweise übergeordneten Perspektive heraus nach einer Lernaufgabe für den Kontext, für die Familie oder Kultur fragen: Hat die Erkrankung für das größere System einen Sinn? Auch hier öffnet die rückblickende Frage oft einen erstaunlichen Erkenntnisraum.

Eine Familie hatte 1945 zum Ende des Nationalsozialismus ein geistig behindertes Kind mit »Downsyndrom« bekommen, das unter Hitler mit großer Wahrscheinlichkeit getötet worden wäre. Heute werden diese Kinder oft schon als Embryo abgetrieben. Der behinderte Junge war eine große Belastung für die ganze Familie. Aber nicht nur – er brachte auch ein Geschenk mit. Er war derjenige in der Familie, der sich am meisten ganz spontan ungehemmt freuen konnte. Das steckte auch seine Geschwister und Eltern bisweilen an. Seine Anwesenheit veränderte das Denken in der Familie. Die Eltern engagierten sich viele Jahre für die Lebenshilfe.

Ein Kollege mit Bandscheibenvorfall berichtete, dass er durch die Erkrankung zum ersten Mal nach vielen Jahren Arbeit wieder Ruhe zum Lesen fand und seitdem die Bedeutung von Theorie wertschätzen kann.

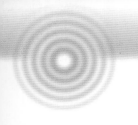

In einer anderen Familie entschieden sich die Eltern nach reiflicher Überlegung zu einer Abtreibung ihres Embryos mit Downsyndrom. Auch sie stellten sich dabei die Frage nach der Stimmigkeit aus einer rückblickenden Perspektive und sahen ihren Sinn letztlich darin, sich für eine andere Lebensaufgabe als für die Pflege eines behinderten Kindes zu entscheiden. So war dieser Weg der für sie zu der Zeit richtige.

Hier geht es nicht um Moral oder darum, wer recht hat oder etwas besser weiß, sondern darum, ein wohlwollendes tiefes Verständnis für sich selbst und seine Mitmenschen zu finden. Das ist ein Ziel unserer Fragen. Wir suchen einerseits einen tieferen Sinn im Leiden, weil wir die Wirklichkeit verstehen und annehmen lernen wollen, um sie verantwortlich zu gestalten. Andererseits richten wir unsere Aufmerksamkeit auf die aufbauenden Aspekte, auch wenn sie zunächst sehr gering erscheinen. Verstehen zu können hilft uns, unser Leben zu meistern.

Durch Krankheit und Behinderung kann eine implizite Information oder Aufgabe auch für die Gesellschaft sichtbar werden.

Zur »Verborgenheit« gesunder Entwicklung

Der 2002 im Alter von 102 Jahren verstorbene Philosoph Hans-Georg Gadamer schreibt in seinem Buch *Über die Verborgenheit der Gesundheit* (siehe S. 204), dass Gesundheit durch ein »selbstvergessenes Weggegebensein« an das Leben entstehe.

Gesundheit entfaltet sich zum großen Teil in »Verborgenheit«. Vielleicht meinte Gadamer damit den »impliziten Verarbeitungsmodus« von Wahrnehmungen und seelischen Erfahrungen, der jenseits von Worten meist unbewusst aktiv ist. Die Neuropsychologie unterscheidet diesen Modus heute von einer bewussten, willentlichen, oft verbalen, expliziten Verarbeitung, die fehleranfälliger ist. Wenn Menschen versuchen, aus Angst vor Erkrankung ihr Leben mithilfe statistisch gesicherter Gesundheitsregeln kontrolliert »gesund« zu leben, garantiert dies keineswegs ein Mehr an Gesundheit, sondern vermutlich sogar ein höheres Erkrankungsrisiko. Eine durch Angst motivierte bewusste Kontrolle kann den impliziten gesunden Verarbeitungsmodus irritieren. Die gesunde Selbstregulation braucht Vertrauen, Zeit und Raum.

Wir können das, was unserer impliziten Verarbeitung guttut, explizit fördern und kultivieren.

Worte für Gesundung

Warum denken wir dann überhaupt über Gesundheit nach und fragen nach ihrer Entstehung? Warum schreibe ich ein Buch über Gesundungsprozesse, wenn doch die Gefahr besteht, dass verbale und damit explizite Denkvorgänge die impliziten Gesundungsprozesse stören könnten?

Natürlich können Worte auch Gesundung anregen, beispielsweise Worte, die uns an schöne Erlebnisse erinnern, Worte, die Mitgefühl, Verständnis und Liebe ausdrücken und Vertrauen stiften. Sie alle bilden die Grundlage jeder Gesprächstherapie, den Grund, warum wir Heilungsgeschichten lesen oder z. B. anregende Fragebögen ausfüllen.

Andererseits wird in der Gesundheitsbranche viel gesagt und geschrieben, was die gesunden impliziten Vorgänge potenziell stört; dazu gehört insbesondere auch die bereits erwähnte Angstmacherei. Angesichts dessen erscheint es gerade jetzt besonders wichtig, ganz bewusst für ein salutogenes Bewusstsein in der Kultur zu sorgen. Das bedeutet, in öffentlichen Medien zu klären, wie man Vertrauen finden und die gesunde Entwicklung anregen kann – ein Schritt in der kulturellen Evolution.

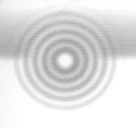

Gesunde Entwicklung
als erwünschte Nebenwirkung

Im alltäglichen Leben ist Gesundheit meist nicht das bewusst-willentliche Thema. Da geht es vielmehr um das Finden stimmiger Lösungen in jedem Moment des Daseins – es geht um Wohlfühlen, um Lernen und Erreichen von Zielen. Dabei wird der Zusammenhang mit Gesundheit und Vorbeugung oft hintangestellt. So entsteht Gesundheit im »Verborgenen«, als Begleiterscheinung, als erwünschte Nebenwirkung kreativer Problemlösungskompetenz in einem erfüllten, ebenso selbstbestimmten wie sozial verbundenen Leben – eben in dem, was Gadamer mit »selbstvergessenem Weggegebensein« meinte.

Die Konsequenz daraus ist, dass wir im Alltag am meisten über Wohlfühlen, über Stimmigkeit in unseren Lebensbezügen, über die Lösung von Problemen und dergleichen mehr reden. Implizit betreiben wir damit Salutogenese. Das Entscheidende dabei ist die Orientierung auf attraktive, stimmige Annäherungsziele. Durch ein Streben nach Stimmigkeit im Leben entsteht nebenbei auch immer wieder Gesundheit.

Mit der Salutogenese werden wir auch etwas paradox: Wenn wir genau hinsehen, wie Gesundheit entsteht, können wir erkennen, dass es in unserem alltäglichen Leben bewusst um alles andere als um Gesundheit geht.

Ein integrales Denken –
sowohl als auch

Mancher Leser mag durch die hier geäußerten Gedanken an das »positive Denken« erinnert sein, das einige Zeit sehr in Mode war. Die salutogenetische Orientierung hat tatsächlich eine positive, vertrauens- und hoffnungsvolle Ausrichtung. Es besteht aber ein sehr wichtiger Unterschied, der das bloße positive Denken stark erweitert: In der Salutogenese wissen wir um die positive Bedeutung sogenannter negativer Gefühle wie Trauer, Wut, Hass u. Ä. Aus einer übergeordneten Perspektive heraus können wir wertschätzen, wenn ein Mensch negativ empfundene Situationen abwehrt und vermeidet. So kann vermeintlich Negatives in einem größeren Kontext gesehen letztlich Positives bewirken.

Aus diesem Grund finden die gesundheitsorientierten Aspekte der Salutogenese ihre notwendige und sinnvolle Ergänzung in der jeweiligen krankheitsorientierten Sichtweise (siehe unten).

	SALUTOGENETISCHER FOKUS	PATHOGENETISCHE ERGÄNZUNG
1.	Stimmigkeit / Kohärenz	Probleme / Inkohärenz
2.	Attraktive Gesundheitsziele	Vermeidungsziele
3.	Ressourcen	Defizite
4.	Subjekt und Subjektives	Norm
5.	Systemische Selbstregulation	Isolierende Analyse
6.	Entwicklung und Evolution	Zustand
7.	Mehrere Möglichkeiten, sowohl als auch	Eine Möglichkeit bzw. Ursache, entweder oder

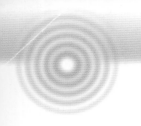

Hierzu ein Beispiel: Herr U. fühlte sich schon geraume Zeit an seinem Arbeitsplatz unwohl. Er wurde von seinem Chef gemobbt und war deshalb sehr wütend auf ihn. Diese Wut fühlte sich zunächst sehr unangenehm an und wird gesellschaftlich meist als aggressive, negative Emotion angesehen. Herr U. etwa wurde als Kind von seiner Mutter immer in sein Zimmer gesperrt, wenn er wütend war. Im Laufe des therapeutischen Gesprächs wandelte sich seine Wut jedoch in eine positive Kraft, die ihn antrieb, seine Bedürfnisse auch gegenüber dem Chef zu vertreten. Er sah die Wut nun nicht mehr negativ, sondern nahm sie als wertvolle emotionale Kraft an, mit der er ausdauernd nach geeigneten Worten suchen konnte, die seine Bedürfnisse dem Chef gegenüber klar und stimmig zum Ausdruck brachten – ohne dabei die Rollen zu verletzen.

Es könnten alle recht bekommen – wenn sie nur anerkennen würden, dass die anderen auch recht haben.

Widerstandsressourcen entdecken

Vermeintlich Negatives können wir im Rahmen der Selbstregulation als »Widerstandsressourcen« erkennen und für eine gesunde Entwicklung wertschätzen lernen. Die salutogenetische Orientierung bedient sich eines einschließenden Denkens, das nach einem Sowohl-als-auch sucht – auch dort, wo bisher nur ein ausschließendes Entweder-oder erkennbar war. So schließt die salutogenetische Orientierung auch die pathogenetische Frage nach der Entstehung von Krankheit ein (siehe S. 27).

Die Anerkennung von »Widerstandsressourcen« stellte eine Vorstufe für Antonovskys Salutogenesekonzept dar. Wir werden die »Widerstandsressourcen« noch differenzierter betrachten (siehe S. 175) und uns auch das aufbauende Wechselspiel von Annäherung an positive Ziele und Vermeidung und Bekämpfung unangenehmer Situationen genauer vor Augen führen (siehe S. 67ff.).

Fragen zum Nachdenken

Der folgende Fragenkatalog soll Ihre Aufmerksamkeit auf salutogenetische Aspekte, auf die Entstehung von Gesundheit richten. Darunter sind Fragen allgemeiner Art, Fragen zu Ihrem inneren Beobachter, Fragen zu Ihren Ressourcen, Fragen zu negativen Gefühlen und schließlich Fragen zum Thema »Gesundheits-/Krankheitsexperte«:

▷ Wie und wo funktionieren Ihre Selbstheilungskräfte am besten?

▷ Was bedeutet »gesunde Entwicklung« für Sie persönlich?

▷ Wie selbstbestimmt fühlen Sie sich in Ihrem Leben?

▷ Können Sie in Ihrem Leben oft mehrere Möglichkeiten sehen, um zu einer guten Lösung schwieriger Situationen zu gelangen?

▷ Welche Erfahrung haben Sie schon gemacht, bei der Sie das Gefühl oder / und Bewusstsein hatten, durch eine Erkrankung wieder zu einem gesünderen Leben zu finden?

▷ Welche Sicht auf Krankheit hilft Ihnen und stärkt Sie?

▷ Welche Rolle spielten Angst, Vertrauen und Mut in Ihrer Krise?

▷ Wie schaffen Sie es, gestärkt aus einer Krise hervorzugehen?

▷ Was hilft Ihnen, bedrohliche Situationen zu meistern?

▷ Welche Fähigkeiten haben Sie, die im Verborgenen schlummern?

▷ Welche Faktoren Ihrer Umgebung haben bislang zu Ihrer gesunden Entwicklung beigetragen?

▷ Welche Worte, Gedanken und Geschichten tun Ihnen gut?

▷ Wo und wie finden Sie für sich Zeit und Raum, in dem sich die inneren Prozesse in Ihnen gut regulieren können?

▷ Wenn Sie unangenehme »negative« Gefühle haben, wie können Sie diese auflösen? Wie fühlen Sie sich hinterher?

▷ Wie ist es für Sie, z. B. traurig oder wütend zu sein? Wie fühlen Sie sich, nachdem Sie geweint haben oder nachdem Sie Ihrer Wut Ausdruck verliehen haben?

▷ Bei welcher Erkrankung wünschen Sie sich ein »starkes Geschütz« gegen die Krankheitsursache?

▷ Bei welchen Erkrankungen wünschen Sie sich eine Beratung in Bezug auf Ihre gesunde Eigenaktiviät?

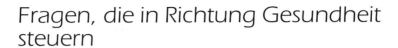

Fragen, die in Richtung Gesundheit steuern

Wie bereits erwähnt, hob schon Sokrates, der Altmeister der griechischen Philosophie, die Bedeutsamkeit der richtigen Fragestellung hervor. Heute kann man mithilfe von Erkenntnissen aus der Hirnforschung auch physiologisch begründen, warum die Frage oft wichtiger als die Antwort ist: Eine Frage aktiviert das Denken und lässt den Menschen nach einer Antwort suchen. Er kann dann – möglicherweise im Dialog – die Antwort finden, die für ihn ganz individuell gerade die richtige, die passende ist, um seinen nächsten Schritt im Leben zu gehen.

Sokrates wird nachgesagt, er habe mit seinen penetranten Fragen seinen Dialogpartnern beweisen wollen, dass sie nichts wissen – wobei er zu wissen meinte, dass auch er nichts wusste. Mit den Fragen zur Salutogenese wollen wir Sie allerdings anregen, alles zu erkennen, was Sie wissen. Die Fragen sollen Sie anregen, sich Ihr implizites Wissen bewusst und für Ihre kreative und gesunde Entwicklung nutzbar zu machen.

Das Prinzip der Stimmigkeit

Gesundheit und Kohärenz

Viele Menschen beschreiben ganz gesund sein als »Harmonie«, »innen und außen im Gleichgewicht sein«, »das tun können, was man gern möchte« oder »Ausgeglichenheit«. All diese Beschreibungen drücken innere und äußere Stimmigkeit aus. Umgekehrt hat man im Vorfeld einer Erkrankung oft das Gefühl: »Mit mir stimmt was nicht.«

Was genau ist Stimmigkeit?

Stimmigkeit ist das Empfinden eines Zusammenpassens, bei dem man sich wohlfühlt, das sich bewahrend oder aufbauend, also konstruktiv anfühlt. Es kann auch im Außen als solches beobachtet werden. Bei Unstimmigkeit im Zusammenkommen fühlt man sich dagegen unwohl, sie fühlt sich zerstörerisch, also destruktiv an und kann auch so beobachtet werden.

Zu stimmig und unstimmig finden wir eine Entsprechung in der physikalischen Wellenlehre. Dort werden Wellenüberlagerungen (Interferenzen) als konstruktiv bzw. destruktiv beschrieben, die sich verstärken bzw. auslöschen. Für solche Wellenphänomene ist ein Zusammenhalt, eine Kohärenz, der Wellen erforderlich. Der Physiker und Biophotonenforscher Fritz-Albert Popp (siehe S. 205) hat bei

Im Zentrum eines zukunftsfähigen Gesundheitskonzepts steht stimmige Verbundenheit – Kohärenz. Wir können Stimmigkeit auf vielfältige Weise erleben. Jedes Stimmigkeitserleben stärkt unsere Gesundheit.

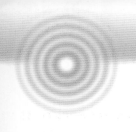

Lichterscheinungen in Zellen beobachtet, dass es eine besondere Fähigkeit lebendiger Zellen ist, zwischen konstruktiven und destruktiven Kohärenzen unterscheiden und auswählen zu können. Das Streben nach immer mehr Stimmigkeit und die Fähigkeit, mit konstruktiver Kohärenz in aufbauende Resonanz zu gehen, stellen anscheinend grundlegende Fähigkeiten des Lebendigen dar.

Wo und wie erleben wir Stimmigkeit?

Die moderne Neuropsychotherapie von Klaus Grawe geht davon aus, dass das Bedürfnis nach Stimmigkeit allen anderen Grundbedürfnissen des Menschen übergeordnet ist, dass es alle anderen Bedürfnisse durchzieht und diese hemmen oder anregen kann (siehe S. 204). Die Situationen, in denen wir Stimmigkeit erleben – oder nicht erleben –, sind ausgesprochen vielfältig.

In unserem Streben nach Stimmigkeit können der Weg und das Ziel eins werden. In jedem Moment und auch langfristig suchen wir immer wieder nach Stimmigkeit.

Stimmigkeit im Lächeldialog

Ein Erleben stimmiger Verbundenheit fängt gewiss schon im Mutterleib an – vermutlich schon bei der geschlechtlichen Vereinigung von Frau und Mann. Deutlich sichtbar wird es beim ersten Lächeldialog – meist im Alter von zwei bis drei Monaten. Wenn Kind und Mutter sich anschauen und im »Augen-Blick« abstimmen, zeigt das gegenseitige und gemeinsame Lächeln eine gefundene Übereinstimmung an. Der Arzt und Autor Eckhard Schiffer (siehe S. 205) nennt diese deutlich erkennbare Kommunikation »Lächeldialog«. Im Lächeldialog wird Stimmigkeitserleben fühl- und sichtbar.

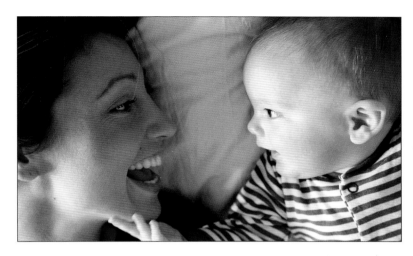

Der Lächeldialog ist eine ursprüngliche kommunikative Übereinstimmung von Mutter und Kind. Über diese Erfahrung entwickelt das Kind Vertrauen.

Diese dialogisch aufbauende Kohärenz ist im direkten Kontakt von Angesicht zu Angesicht entstanden. Die grundlegende emotional-soziale Abstimmung findet ohne Medien, ohne Worte statt – ganz direkt von Auge zu Auge, Ohr zu Ohr und Haut zu Haut. Beim Kind entsteht hierüber das grundlegende Urvertrauen – zumindest wenn die Eltern ihm ein solches Vertrauen entgegenbringen.

Auch die weitere Entwicklung findet dialogisch aufbauend statt. Damit sich das Gehirn entwickeln kann, braucht jedes Kind viele lebendige menschliche Dialoge, die nicht durch Computer oder Fernsehen zu ersetzen sind. Das haben Kinderpsychologen und Hirnforscher inzwischen zweifelsfrei nachgewiesen.

Was sucht ein Kind im Dialog? Richtig: Stimmigkeit. Aufbauende zwischenmenschliche Kohärenz. Ein Kind stimmt sich in den Dialogen langsam oder schneller, mehr oder weniger, immer wieder auf die Bezugsperson ein. Und die Bezugsperson versucht, sich in die kindlichen Bedürfnisse einzufühlen und sich auf das neue Familienmitglied einzustimmen. Jede Beziehung ist dialogisch, ist weit

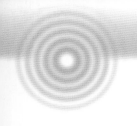

mehr bzw. etwas ganz anderes als nur Anpassung des Neuen an das Vorgegebene. Beziehung ist Resonanz. Unser Leben lang geben und suchen wir in Begegnungen ein Lächeln als Zeichen von Willkommensein und Stimmigkeit. Lächeln ist ein global verständliches mimisches Signal von freundlicher, konstruktiver Übereinstimmung.

Meditative Übung zur Heiterkeit

Nehmen Sie sich bitte fünf Minuten Zeit für eine kurze meditative Übung zur Heiterkeit. Führen Sie die Übung am besten in aufrechter Sitzposition, mit lockeren Schultern und entspannter Gesichtsmuskulatur durch. Sie können sie überall dort durchführen, wo Sie sich sicher genug fühlen, die Augen zu schließen.

Reflexion der Übung: Man kann stimmige Empfindungen wohl kurzzeitig immer wieder anregen, aber nicht konservieren. Sie verlieren dann ihre Stimmigkeit.

▸ Atmen Sie bei geschlossenen Augen 5-mal ein und aus. Ziehen Sie dann die Mundwinkel nach oben – als ob Sie lächeln würden. Verändert sich etwas an Ihrer Stimmung? Wie fühlt es sich an?

▸ Lassen Sie die Mundwinkel wieder locker und entspannt. Wenn sich Ihr Zustand wieder normalisiert hat, wiederholen Sie die Übung bitte noch 2-mal.

▸ Bei dem dann folgenden vierten Mal halten Sie die Mundwinkel etwa 1 Minute oben – so lange, bis Sie das Empfinden haben, dass das zuvor angenehme Gefühl verschwindet, es sich auf jeden Fall verändert, eher unangenehm wird. Dann entspannen Sie wieder. Wie fühlt sich ein Erstarren beim Lächeln an?

Fragen zum Nachdenken

▸ Mit wem fühlen Sie Übereinstimmung? In welcher Weise?
▸ Wie fühlt sich aufbauende Kommunikation an?
▸ Wo haben Sie sich heute besonders stimmig gefühlt?
▸ Wann können Sie aufbauende Resonanz und Kohärenz spüren?

▸ Zum Abschluss dürfen Sie noch einmal kurz die Mundwinkel nach oben ziehen und das heitere Gefühl genießen.
▸ Bewegen Sie dann ein wenig die Hände und Füße und öffnen Sie langsam die Augen.

Stimmigkeit in verschiedenen Bezugssystemen

In der Wüste oder einer Vulkanlandschaft ohne sichtbares Leben fühlen wir uns anders als in einem blühenden Garten. Wieder andere Beziehungen haben wir im Umgang mit Tieren. Zu unseren nächsten Mitmenschen haben wir eine andere Qualität von Beziehung als zu unserem Chef, der Polizei, einem Politiker oder einem Fernsehstar. In den unterschiedlichen Lebenswelten haben wir jeweils unterschiedliche Beziehungen und erleben Stimmigkeit immer auf eine ganz bestimmte Art und Weise. Vielleicht kennen Sie auch Beziehungen zu übergeordneten bzw. gänzlich abstrakten Größen, etwa zur »Mutter Erde«, einem »Großen Geist«, dem »Universum«, einem »Absoluten« oder einem »Gott«.

Mit Materie, Pflanzen, Tieren und Menschen sind wir über unterschiedliche Qualitäten von Beziehungen verbunden. Diese machen unsere Mehrdimensionalität aus. Die Beziehungen können mehr oder weniger stimmig sein.

All diese Beziehungsqualitäten ordnen sich von der Komplexität ihres Bezugssystems her in Dimensionen des Daseins. Ein Lebewesen ist größer und hat andere Qualitäten als Moleküle, eine Familie als soziales System ist größer als ein einzelner Mensch, eine Kultur wiederum ist größer als eine Familie. Die Erde samt Menschheit ist komplexer als eine Kultur. Diese Ordnung der Daseinsdimensionen stellt die Grundlage für ein systemisch-evolutionäres Menschen- und Weltbild dar, das ein allgemeiner Schlüssel zum Verständnis der mehrdimensionalen Entstehung von Gesundheit, der Salutogenese des Menschen ist.

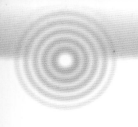

Stimmigkeit in einer mehrdimensionalen Ordnung

Eine Daseinsdimension wird von zahlreichen Systemen gebildet. So besteht die soziale Dimension aus unzähligen Familien, Freundschaften und anderen zwischenmenschlichen Beziehungen, eine Kultur aus vielen Worten, Werten, Normen, Gesetzen und Institutionen. Die Systeme einer Dimension sind sich in der Art der Beziehungen, die sie zusammenhalten, ähnlich – sie ähneln einander in ihrer Kohärenz. Kulturelle Institutionen etwa werden überwiegend durch (Ab-)Sprachen wie Verträge zusammengehalten. Zwischenmenschliche Beziehungen entstehen durch Liebe. Ein individueller Organismus hält durch die aufeinander abgestimmten Funktionen der Organe und Zellen zusammen.

Durch das Zusammenwirken aller Daseinsdimensionen entsteht ein stimmiges Ganzes.

Die Ordnung der Systemdimensionen bezeichnen wir als Holarchie, weil nicht nur eine schichtweise Hierarchie, sondern ineinandergreifende Beziehungen von Ganzheiten (griech.: *holon,* Ganzes) gemeint sind. Jede größere Ganzheit wie z. B. eine Familie durchdringt mit ihrer Wirkung die individuelle Ganzheit. Umgekehrt bestimmen die einzelnen Familienmitglieder die Existenz und den Charakter ihrer Familie. So gibt es Resonanz vom Großen zum Kleinen wie auch vom Kleinen zum Großen.

Durch stimmiges Zusammenwirken entsteht ein Ganzes

Stimmig ist der Mensch als Ganzer – nicht wenn er zerteilt und analysiert wird. Ein Ganzes nennen wir auch »System«, die ganzheitliche Sichtweise der Salutogenese »systemisch«.

▸ Ein System ist jedes von seiner Umgebung unterscheidbare Ganze, z. B. ein Atom, eine Zelle, ein Organ, eine Pflanze, eine Maus, ein Haus, eine Firma, ein Staat, die Erde samt Biosphäre, das Sonnensystem und dergleichen mehr.

▸ Ein System ist mehr als die Summe seiner Teile. Aus der Kenntnis der einzelnen Gehirnzellen ist nicht die Funktion des Denkens und sind nicht Philosophien oder wissenschaftliche Erkenntnisse abzuleiten. Doch ohne diese Zellen könnten wir keine solche Philosophie und Wissenschaft betreiben. So kann nur der Mensch als Ganzer fühlen, sich verhalten und denken – weder das Gehirn noch der Bauch alleine kann fühlen oder denken.

▸ Systeme haben eine ganz besondere schöpferische Eigenschaft: Ein konstruktives Zusammenwirken mehrerer Teilsysteme führt dazu, dass das entstehende Übersystem neue Eigenschaften zeigt, die nicht direkt aus den Eigenschaften der Teile abzuleiten sind.

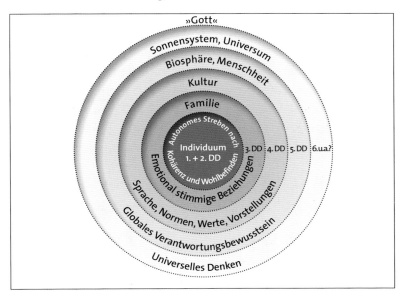

Wir erleben Stimmigkeit in vielen verschiedenen Dimensionen des Daseins. Diese Daseinsdimensionen (DD) sind in einer Holarchie geordnet.

37

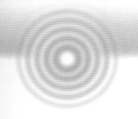

▸ Systeme sind durchlässig begrenzt, d. h., sie sind zwar begrenzt, befinden sich aber auch im Austausch und stehen dadurch in Verbindung mit ihrer Umgebung. So treten wir z. B. auch dann in Wechselwirkung mit einem Nachbarn, wenn wir ihn nur beobachten.

Weil wir wissen, dass jeder einzelne Mensch in Resonanz zu seinem Übersystem schwingt, beschäftigen wir uns im Weiteren auch ganz besonders mit unserer Stimmigkeit im Wechselspiel der verschiedenen Systeme. Die moderne Medizin hat schon vieles über die Funktionen unserer einzelnen Organe und Organsysteme herausgefunden. Hier geht es jetzt überwiegend um ein stimmiges, salutogenes Zusammenwirken von inneren und äußeren Systemen und wie wir dies in unserem Leben finden und gestalten können.

Der Mensch ist mehr als die Summe seiner Organfunktionen. Heilen bedeutet ganz werden.

Dimensionen von Stimmigkeit

Wenn wir mit unserem Chef oder einem Mitarbeiter sprechen, steht die kulturelle sprachliche Dimension der Kommunikation im Vordergrund. Das, was explizit verbal gesagt wird, hat weitgehende Gültigkeit und Konsequenzen. Wir leben gewissermaßen in der Sprache. Was da nebenbei noch emotional über den Tonfall, die Mimik und die Körperhaltung kommuniziert wird, können wir zwar wahrnehmen, aber es hat für den Inhalt des Gesprächs nur untergeordnete Bedeutung. Es kann die Worte bestärken oder abschwächen oder eine gänzlich andere Botschaft vermitteln – im Zentrum des Gesprächs bleiben die gesagten Worte. So ist auch für ein Arbeitsverhältnis der Text des Arbeitsvertrags maßgeblich und nicht ein freundliches oder wütendes Gesicht.

Ganz anders ist die Lage, wenn wir mit unserem Partner kommunizieren. In diesem Fall nehmen wir als Erstes seine Stimmung wahr, seine Ausstrahlung, Körperhaltung, Mimik, Blicke und Tonlage, die uns implizit mitteilt, ob wir heute eine nette spielerische Zeit miteinander verbringen, gemeinsam ein Problem lösen müssen oder ob er Hilfe oder Ruhe braucht. Die dann gewechselten Worte spielen eine untergeordnete Rolle. Sie erläutern möglicherweise die nonverbale Mitteilung. Noch deutlicher ist diese direkte zwischenmenschliche Kommunikation mit Kindern; dort spielen Worte nur eine ganz nebensächliche Rolle, wenn sie überhaupt verstanden werden. In dieser sozial-emotionalen Beziehungsdimension reagieren wir vorrangig mit unseren Gefühlen auf die körperlichen Signale. Da spielt der Verstand erst die zweite Geige.

Die Kommunikation in diesen beiden Dimensionen nimmt in unserem zivilisierten alltäglichen Leben den meisten Raum ein. Anders ist dies bei Menschen, die überwiegend in der Natur leben. Sie kommunizieren noch viel mehr und bewusster mit ihrer lebendigen Umwelt, den Tieren und Pflanzen sowie mit den physikalischen und chemischen Bedingungen ihrer Umgebung. Sie leben auch in stärkerer Resonanz mit den Rhythmen des Wetters, der Tages- und Jahreszeiten und größerer globaler Zyklen, die sie oft als mystisch-spirituelle Dimension verstehen. All diese Erfahrungsräume kennen wir im Leben in der Großstadt zwar auch – aber eben viel weniger. Sie werden seltener bewusst angesprochen.

Ein konstruktives Zusammenwirken, eine Kooperation mehrerer kleiner Systeme kann neue Qualitäten und ein neues System kreieren.

Resonanz zwischen Systemen

Resonanz bedeutet Mitschwingen in Eigenschwingungsfähigkeit. Verstehen wir das Leben als Resonanz, können wir unser Verhältnis zu unseren Mitmenschen, zur Familie, unserer Kultur und dergleichen mehr wirklichkeitsnah verstehen.

Elementarteilchen und Biomoleküle in unseren Sinneszellen resonieren direkt auf physikalische bzw. chemische Veränderungen in

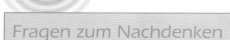

Fragen zum Nachdenken

Nehmen Sie sich bitte täglich einige Minuten Zeit, um Ihrem Stimmigkeitserleben in den verschiedenen Daseinsdimensionen Achtsamkeit zu schenken (siehe Grafik S. 37). Dabei können Sie sich von den folgenden Fragen anregen lassen. Viele dieser Fragen beantwortet Ihre Selbstregulation häufig schon unbewusst. Wenn Sie diese Fragen einmal explizit stellen, wird Ihre Selbstregulation dort angeregt, wo sie vielleicht nicht mehr optimal funktioniert.

PHYSIKALISCH-CHEMISCHE STIMMIGKEIT
Stimmen das Licht, die Strahlung und die Temperatur mit Ihren persönlichen Bedürfnissen überein?
Stimmt – im wahrsten Sinne des Wortes – die Chemie, d. h. stimmen der Geruch und das Hautgefühl? Stimmt auch die innere Chemie?
Wie viel Sonne, Luft und Wärme wären optimal für Sie?

VEGETATIVE STIMMIGKEIT
Schmeckt Ihnen das Essen und Trinken? Führt es auch nachträglich zu Wohlbefinden? Wie ist Ihr Stoffwechsel? Wie sind Ihre Verdauung und Ausscheidung? Welche Anregungen und Informationen bekommen Sie von der Nahrung? Bei welcher Ernährung fühlen Sie sich am wohlsten?
Wie tief und erholsam ist Ihr Schlaf?
Finden Sie auch im Tagesverlauf immer wieder einmal Entspannung?

SOZIALE STIMMIGKEIT
Wie stimmig erleben Sie Ihre nahen zwischenmenschlichen Beziehungen?
Welche Emotionen spielen in Ihren Beziehungen immer wieder eine größere Rolle?
Welche Stimmung überwiegt in Ihrer jetzigen Familie bzw. Partnerschaft?
Welche Stimmung überwiegt unter Ihren Freunden, Bekannten und Nachbarn?
Finden Sie Wohlbefinden durch Bewegung?
In welchen Beziehungen haben Sie das intensivste Stimmigkeitserleben?

Fragen zum Nachdenken

KULTURELLE STIMMIGKEIT

Wie stimmig ist Ihr Beruf bzw. Ihre Arbeit für Sie? Welches Verhältnis haben Sie zur Sprache? Welches Verhältnis haben Sie zu Werkzeugen, zur Technik? Zur Kunst? Zu den allgemeinen gesellschaftlichen Normen und Werten? Zu Gesetzen und zur Politik?

In welchen Bereichen gestalten Sie die Kultur mit?

In welchen kulturellen Bereichen haben Sie das intensivste Stimmigkeitserleben?

GLOBALE STIMMIGKEIT

Wie stimmig ist es für Sie, ein Teil der Menschheit und ein Erdenbürger zu sein? Fühlen Sie sich mitverantwortlich für die Entwicklung der Biosphäre und die Entwicklung des Weltfriedens?

Vertrauen Sie auf eine globale Entwicklung?

UNIVERSELLE UND »GÖTTLICHE« STIMMIGKEIT

Ist für Sie die Existenz eines übermenschlichen Systems stimmig, das mächtiger und intelligenter ist als die Menschheit, das auch in der Menschheit Resonanz hervorruft? Halten Sie eine »göttliche« – d. h. eine gänzlich unbestimmte, unfassbare und unbeschreibbare – aufbauende Kohärenz für wahrscheinlich?

Ist für Sie ein Glaube an eine Gottheit, an etwas Göttliches oder an einen Gott stimmig möglich?

Fragen zur Stimmigkeit zwischen den Dimensionen

▸ In welcher Daseinsdimension sind Sie zurzeit am stärksten engagiert?

▸ Welche Daseinsdimension ist für Sie am bedeutsamsten?

▸ Wie stimmig fühlen Sie sich in dieser betreffenden Daseinsdimension?

▸ Wie stimmig ist Ihr Leben mit den kleineren Daseinsdimensionen?

▸ Wie stimmig ist Ihr Leben mit den größeren Daseinsdimensionen?

▸ Welche Unstimmigkeiten möchten Sie am dringendsten lösen?

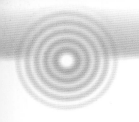

ihrer Umgebung, d. h. in der materiellen ersten Daseinsdimension. Wenn diese Resonanz eine bestimmte Stärke bzw. Menge überschreitet, einen sogenannten Schwellenwert, kommt es zu einer Reaktion der ganzen Zelle, also zu einer individuellen vegetativen Resonanz, und zwar in der vegetativen zweiten Daseinsdimension. Kältereize führen z. B. zu einem Zusammenziehen der Hautporen und Blutgefäße – die vegetative Antwort auf einen Reiz aus der materiellen Dimension.

Umgekehrt steht jedes kleine System in Resonanz mit seinen Übersystemen. So reagieren unser Herz und seine Zellen darauf, ob wir emotional erregt sind, Angst haben oder ruhig sind, also auf die soziale dritte Daseinsdimension. Unser Gehirn resoniert auch sehr differenziert auf unsere Kommunikation mit der Umgebung. Unsere Vorstellungen werden stark durch Bilder und sprachliche Kommunikation – aus der kulturellen vierten Daseinsdimension – angeregt. Möglicherweise ist unser Gehirn besonders in einem meditativen Zustand auch resonanzfähig für Impulse aus höheren Daseinsdimensionen.

Wie empfindlich wir etwa auf sprachlich und bildhaft vermittelte Informationen aus der kulturellen Dimension resonieren, können wir daran sehen, was mit uns geschieht, wenn wir die Zeitung lesen, Nachrichten sehen oder einen Film anschauen. Die aufgenommenen Informationen entfalten in uns ihre Wirkung. Sie wecken Emotionen und veranlassen uns zum Handeln. Auf kulturelle Ereignisse reagieren wir insgesamt mit unseren Empfindungen und vegetativen Funktionen der Verdauung und des Kreislaufs bis in die Zellen hinein mit physikalisch-chemischen Veränderungen – allerdings oft mit zeitlicher Verzögerung. Deshalb ist ein verantwortungsbewusster, aufbauender Umgang mit Sprache sehr wichtig für unsere gesunde Entwicklung.

In einer achtsamen Bewusstseinshaltung können wir unsere innere Stimmigkeit in allen Dimensionen wohlwollend erfahren sowie auch Unstimmigkeiten wahrnehmen.

Kohärenz im Gehirn

Mithilfe unseres Zentralnervensystems, das alle eingehenden Signale von Sinneszellen und inneren Organen auswertet, beurteilen wir diese danach, ob sie mit unseren Bedürfnissen und Idealen übereinstimmen. Die subjektive Stimmigkeit ist das übergeordnete Kriterium für unser Gehirn. Dabei zeigen die neuronalen Verschaltungen im Gehirn in ihrer Funktion das Prinzip der Kohärenz. Wenn ein neuer Reiz über die Sinnesorgane vermittelt wird, gleicht das Gehirn diesen mit vorhandenen Erfahrungen ab. So funktioniert Wiedererkennung. Das Gehirn sucht Übereinstimmungen zwischen dem Neuen, dem Bekannten und den eigenen Bedürfnissen und Zielen. Die eingehenden Signalmuster werden weitergehend auf konstruktive Stimmigkeit untersucht. Stimmt ein Signalmuster nicht mit unseren Erwartungen, Bedürfnissen, Zielen oder Idealen überein, bekommen wir das Gefühl von Unstimmigkeit und eines bedeutsamen Problems, das wir lösen wollen.

Stimmigkeit ist sowohl ein übergeordnetes Kriterium für unsere Bewertungen und Entscheidungen als auch ein stark motivierendes attraktives Ziel. Immer wieder und überall suchen wir Stimmigkeit zu gestalten.

Dialogübung

In der heutigen Zeit des massenweisen Konsums von Medieneindrücken, insbesondere durch Fernsehen und Filme, erscheint es besonders wichtig, zwischenmenschliche Dialoge zu kultivieren. In Dialogen nähern wir uns sowohl unserem Mitmenschen als auch unseren inneren Zielen an. Im Dialog entwickelt sich unsere Persönlichkeit, wird das Denken geschult und kommen Lust und Leistung kreativ zusammen. In lebendigen Dialogen entstehen Kreativität und Kooperation.

In der folgenden Dialogübung geht es um Ihr Stimmigkeitserleben. Dazu suchen Sie sich in der Rolle A einen Dialogpartner für die Rolle B. Sie können diese Übung mit Ihrem Lebenspartner bzw. Ihrer Le-

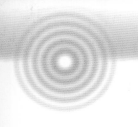

benspartnerin durchführen, mit einem Freund bzw. einer Freundin oder auch einfach mit jedem anderen Menschen, dem Sie vertrauen. Die Rollen können nach einer verabredeten Zeit gewechselt werden. Nehmen Sie sich für diesen Dialog etwa 40 Minuten Zeit.

Das allgemeine **Setting** für alle Dialogübungen ist wie folgt:

▸ **Die Person in Rolle A ist diejenige, die von sich etwas zu der gestellten oder gewählten Frage erzählt. Die Person in Rolle B hört achtsam und aktiv zu, ist interessiert, fragt nach und spiegelt möglicherweise. Das bedeutet, dass sie bei bestimmten Beobachtungen – ein Feuchtwerden der Augen, ein Brüchigwerden der Stimme – fragt, ob zu dieser Beobachtung auch ein Gefühl passt. Von sich erzählt Person B jedoch nichts, sie kommentiert nicht, bewertet nicht und erteilt keine Ratschläge. Sie fragt aus dem Wunsch heraus, Person A zu verstehen.**

▸ **Da die Rollen sehr unterschiedlich sind, ist es sinnvoll, diese nach einer gewissen Zeit zu wechseln, damit jeder einmal die speziellen Qualitäten beider Rollen kennenlernt und das partnerschaftliche Verhältnis erhalten bleibt oder wiederhergestellt wird.**

Im Dialog können wir in allen Daseinsdimensionen Resonanz finden.

▸ Zunächst erzählt Person A von ihrem Stimmigkeitserleben zu den Fragen: »In welchen Zusammenhängen fühlst du dich stimmig? Wie und woran spürst du diese Stimmigkeit?« Erwünscht ist, dass Person A ins Erzählen kommt, wobei sie immer weniger darüber nachdenkt, was stimmig im Erleben war, sondern zunehmend vom Empfinden her spricht. Person B kann auch Fragen zur Stimmigkeit in den Daseinsdimensionen (siehe S. 42f.) als Anregung nehmen – möglichst in eigenen Worten passend für Person A.

▸ Person B ist daran interessiert zu verstehen, wie ihr Gesprächspartner Übereinstimmungen oder Unstimmigkeiten in allen Lebensbereichen erlebt, und fragt entsprechend nach. Wenn A nur von der Arbeit und kulturellen Dimension erzählt, fragt B z. B. danach, was in den Liebes- und Freundschaftsbeziehungen als stimmig oder unstimmig erlebt wird.

▸ So kann das Kohärenzerleben im Dialog differenziert und vertieft werden, und es tun sich beim Erzählen, im dialogischen Bewusstwerdungsprozess möglicherweise Lösungen für Unstimmigkeiten auf – wie von selbst, ohne Ratschlag von Person B.

Stimmigkeit im Sterben

Vielen Menschen erscheint der Tod als Folge und Endpunkt einer Krankheit, eines existenziellen Problems, einer tiefen Unstimmigkeit. Aus dieser Perspektive betrachtet, würde die Entstehung von Gesundheit mit der Krankheit vor dem Tod aufhören. Aus dieser Sicht übernimmt dann die zum Tod führende Krankheit die Regie und ist stärker als alle salutogenetischen Bemühungen.

Können wir demgegenüber im Sterbeprozess auch einen gesunden Aspekt sehen? Hat Sterbebegleitung möglicherweise etwas mit der Entstehung von Gesundheit, mit Salutogenese zu tun?

Wer Sterbende begleitet hat, hat oft eine Gewissheit oder zumindest eine Ahnung davon bekommen, dass der Tod etwas sehr Heilsames hat oder haben kann. Gleichzeitig ist es sehr schwierig, dies auszusprechen, weil doch für viele der Tod etwas ist, was sie um jeden Preis vermeiden wollen. Angesichts von Menschen, die mit dem Tod ringen, angesichts von klagenden und trauernden Angehörigen würde es vielleicht rücksichtslos oder zynisch wirken, von einem »gesunden Sterben« zu sprechen.

Und trotzdem empfinden gerade Hospizhelfer den Augenblick des Übergangs oft als etwas Heilendes. Viele berichten, dass ein Gefühl von Frieden und Ruhe eingekehrt ist. Nicht selten heilen kurz vor

In einer achtsamen Bewusstseinshaltung in Resonanz zu großer stimmiger Verbundenheit können wir sowohl Stimmigkeit wahrnehmen als auch unsere Welt allmählich immer stimmiger gestalten.

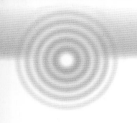
dem Tod noch Wunden, etwa ein Druckgeschwür, das lange offen war. Das Leid ist dann bisweilen mehr bei den Angehörigen. Häufig allerdings können auch diese durch eine gute Verarbeitung Frieden im Abschied finden. Und in der Folge können sie zu einer neuen Stimmigkeit ohne den Verstorbenen gelangen und ein neues Kohärenzgefühl in ihrem sozialen Gefüge aufbauen.

Wenn wir diese Eindrücke wirken lassen, können wir ein Gefühl von Stimmigkeit in Bezug auf das Sterben bekommen. Dieses Gefühl von Stimmigkeit ist mit dem Kohärenzgefühl verwandt, das Antonovsky ins Zentrum seines Salutogenesekonzepts gestellt hat: mit einem »Vertrauen mit globaler Orientierung«, also einem überpersönlich-transpersonalen Vertrauen.

Wir erleben Stimmigkeit und auch Unstimmigkeit in allen Dimensionen unseres Daseins, von der materiellen Ebene bis hin zur global-geistigen.

Wie gestalten wir das Erleben von Stimmigkeit?

Erinnern Sie sich doch einmal an eine Situation, in der Sie spontan, ganz überraschend spüren konnten, dass ein Freund, ein Bekannter oder auch ein Fremder mit Ihnen in einer Ihnen am Herzen liegenden Angelegenheit vollständig übereingestimmt hat, Ihnen vom Herzen her zustimmte. Es kann sich dabei z. B. um Ihre Vorliebe für eine bestimmte Blume, eine Geschmacksrichtung, eine Zärtlichkeit, ein Film oder ein Theaterstück, eine persönlich wichtige politische oder ethische Meinung handeln, zu der Ihr Dialogpartner spontan »Ja!« sagt oder die Übereinstimmung ähnlich ausdrückt.

▸ Wie haben Sie sich dabei gefühlt? Wie fühlen Sie sich jetzt, wenn Sie sich daran erinnern?

▸ Was haben Sie zu dieser Situation beigetragen?

Stimmigkeit und Unstimmigkeit in Wechselbeziehungen		
DASEINSDIMENSION	**STIMMIGKEIT**	**UNSTIMMIGKEIT**
Materiell		
Achtsamkeit für physikalisch-chemische Umweltbedingungen	Gefühl von Sicherheit, angenehmer Geruch, angenehme Temperatur	Physische Bedrohung, Unsicherheit, Flucht, Schutz, Kälte
Vegetativ		
Achtsamkeit für Stoffwechsel mit Umgebung, Nahrungsaufnahme, Pflanzen	Ruhige Atmung und Darmaktivität, ruhiger Herzschlag, Entspannung, Schlaf	Flache, stockende Atmung, beschleunigter und / oder unregelmäßiger Puls, keine oder zu viel Darmaktivität, starkes Schwitzen
Sozial-emotional		
Achtsamkeit für nonverbale Kommunikation und Beziehungen, für Harmonie und Ergänzung, für Tiere	Vertrauen, Offenheit, Mitgefühl, Berührtheit, Dankbarkeit, Wertschätzung, angenehme, lustvolle Erregung	Angst, Misstrauen, Neid, Verschlossenheit, Schadenfreude, Bitterkeit, paradoxe oder sehr starke Emotionen, Verachtung, Rache
Kulturell		
Achtsamkeit für Stimmigkeit der Medien, Sprache, Werkzeuge, Musik, Bilder, Machtstrukturen	Kooperation, Arbeitsteilung, ähnliche Meinung und ähnliche Gedanken, ergänzende Fähigkeiten u. Ä., spannende Herausforderung	Meinungskonflikt, Be- und Abwertung, Kritik, Parteibildung, Unter- und Überforderung, Kriege
Global-geistig		
Achtsamkeit für ethische Werte, Einheit der Menschheit, »Mutter Erde«, »All-Einheit«	Globales Verantwortungsbewusstsein, Suche nach Gemeinsamkeit in globalen und geistigen Fragen, Ökumene, eine globale Organisation	Ausschließende Dogmen (»Heiden«, »Ungläubige«), trennende Machtstrukturen, Missachtung der Einheit der Menschheit sowie Missachtung globaler Ressourcen

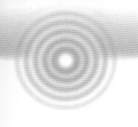

Direkte Dialoge im zwischenmenschlichen Bereich

Wie können wir aufbauende Resonanz in unseren Beziehungen erreichen? In den direkten Dialogen in unseren nahen Beziehungen macht die nonverbale Kommunikation über Blicke, Stimme, Mimik und Gestik mehr als 80 Prozent aus. In einer achtsamen Abstimmung von Bedürfnissen, Zielen, Befinden und Emotionen kann es gelingen, immer wieder Stimmigkeit herzustellen.

Um einen Dialog aufbauend zu führen, ist es grundsätzlich angebracht, ein Anderssein des Partners und damit eine Unstimmigkeit wertschätzend anzunehmen. Eine Unstimmigkeit z. B. von Frau und Mann können wir aufgrund ihrer möglichen stimmigen Ergänzung besonders wertschätzen: Zusammen können sie ein neues Ganzes bilden, ein Paar als Anfang einer Familie, eines größeren sozialen Systems. In ihrem ergänzenden Zusammenspiel haben sie die neue kreative Fähigkeit, Kinder zu zeugen, die keiner für sich alleine hat. Diese kreative Fähigkeit entsteht bei der Suche nach Stimmigkeit in einem konstruktiven, auch spielerischen Dialog mit einem ungleichen Partner.

Scheinbar Unstimmiges kann sich in größeren Zusammenhängen stimmig ergänzen.

In einen solchen Dialog bringt sich jeder ganz ein – in »selbstvergessenem Weggegebensein« –, auch in seine soziale Rolle als Frau, Mann, Mutter, Vater, Kind oder Großmutter. Die sozialen Rollen sind aufeinander abgestimmt, d. h., sie ergänzen sich konstruktiv. Das muss aber nicht heißen, dass diese Rollen unsere einzige Identität ausmachen sollen.

Immer wieder kommt es vor, dass wir in Dialogen ein unbestimmtes Gefühl von Stimmigkeit oder Unstimmigkeit haben, ohne dass wir es genauer benennen könnten. In solchen Fällen hilft es oft, das unbestimmte Empfinden mitzuteilen. Dann können wir möglicher-

Stimmigkeit in direkten Dialogen

Wir können Folgendes zum Gelingen direkter Dialoge beitragen:

- ▶ Uns selbst in Vertrauen einstimmen
- ▶ Uns auf konstruktive Absichten oder Wünsche in Bezug zu unseren Mitmenschen einstellen
- ▶ Dem Partner Wohlwollen und Wertschätzung entgegenbringen
- ▶ Raum geben für implizite, emotionale Vorgänge und Äußerungen
- ▶ Klarheit über unsere sozialen Rollen haben
- ▶ Sinnliche Kontakte pflegen
- ▶ Einen gemeinsamen Rhythmus für Aktivitäten finden
- ▶ Bedeutsame implizite Wahrnehmungen explizit machen

weise gemeinsam herausfinden, wie ausgeprägt die Stimmigkeit ist, wie stark sie von beiden gewünscht wird, und wie wir bei Bedarf mehr Kohärenz finden können. Geben Sie immer wieder Raum für den Ausdruck persönlicher, auch emotionaler Bedürfnisse.

Achtsam schweigen, in Ruhe hinhören, hinsehen und hinfühlen sind die grundlegenden Fähigkeiten für eine achtsame direkte Kommunikation.

Vermittelte Dialoge im kulturellen Dasein

Die vornehmlich direkten zwischenmenschlichen Dialoge, die noch nicht über ein Medium wie Sprache, Musik oder Bilder vermittelt sind, gehen langsam in vermittelte Dialoge über. Das Kleinkind beginnt allmählich, in ein Leben in der Sprache hineinzuwachsen, sich diese neue Daseinsdimension zu erobern. Über Jahre lernt es, die Bedeutung der Worte zu verstehen und anzuwenden, Worte auch mit Gefühlen zu verbinden, um sich in der Welt der Sprache zu Hause zu fühlen. Schon im Kindergarten und verstärkt in der Schule

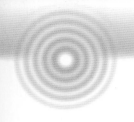

lernen Kinder, dass Worte eine allgemeinere Bedeutung haben als nur die im familiären Kontext gelernten. Die Dimension der Sprache ist größer als die der direkten emotionalen Beziehungen.

In der rein verbalen Kommunikation per Brief, E-Mail, Zeitung oder Buch beziehen wir uns auf die Worte und kommunizieren nur indirekt mit dem Urheber, den wir oft nicht einmal kennen. In dieser seiner gänzlich medial vermittelten Kommunikation handelt es sich um eine qualitativ andere Dimension der Kommunikation als in dem Dialog von Angesicht zu Angesicht. Die Worte stehen da ohne Stimme, ohne Lächeln, ohne Augenkontakt und ohne die vielen anderen Signale, die uns im direkten Dialog meist unterhalb der Bewusstseinsgrenze erreichen, die in der direkten zwischenmenschlichen Kommunikation den Ton angeben.

So kommt es jetzt bei dem vermittelten Dialog auf die Beziehung zur Sprache an. Können wir mit den Worten innerlich häufiger ein Lächeln – von Mutter und Vater – verbinden, oder tauchen unangenehme Gefühle auf, die von drohenden Lehrern, Chefs, verzweifelten Eltern oder konkurrierenden Geschwistern stammen? Mit der Sprache sind viele Emotionen verbunden, die wir in dem Zusammenhang, in dem wir sprechen gelernt haben, erlebten.

Um den Übergang vom direkten vor allem emotionalen Dialog ins »Leben in der Sprache« zu erleichtern, gibt es in Computer-E-Mail-Programmen »Emoticons« wie den »Smiley«, der uns an den Lächeldialog erinnert und so hilft, nonverbal und dennoch vermittelt das stimmige Gefühl des Lächeldialogs in den sprachlichen Dialog einzubringen.

Durch das Medium des Films werden auch die Stimme, Mimik und Körperhaltung zu den Worten vermittelt, die uns ansonsten nur in der direkten Kommunikation zugänglich waren. Dadurch werden einerseits die gesprochenen Botschaften durch die Körpersprache

»›Was ist herrlicher als Gold?‹, fragte der König. ›Das Licht‹, antwortete die Schlange. ›Was ist erquicklicher als Licht?‹, fragte jener. ›Das Gespräch‹, antwortete diese.«
Johann Wolfgang von Goethe in »Das Märchen«

ergänzt und deutlicher. Andererseits wird von uns gefordert, die Art der Kommunikation, die wir normalerweise mit einem Dialog verbinden, loszulassen und als einseitige kulturelle Botschaft anzunehmen, auf die wir meist keinen direkten Einfluss haben. Diese Botschaft kommt aus einer Dimension, der sich die meisten Menschen untergeordnet fühlen.

Die Antworten auf diese Botschaften nehmen den Umweg von inneren und sozialen Dialogen und brauchen oft lange Zeit, bis sie wieder bei Verantwortlichen der Kultur ankommen, bis sie zu einer Veränderung der Kultur führen. Diese dialogischen Prozesse gehen viele implizite und explizite Wege. Bei einer Antwort der Massen nach vielen Jahren sind die ursprünglichen Botschaften nicht selten schon vergessen. So kann beispielsweise die Nichtwahl einer Partei eine Antwort auf ein Gesetz sein, das vor vier Jahren verabschiedet wurde. Oder es staut sich eine Frustration über Bürokratie auf, die erst nach Jahren dazu führt, dass an maßgeblicher Stelle etwas geändert wird.

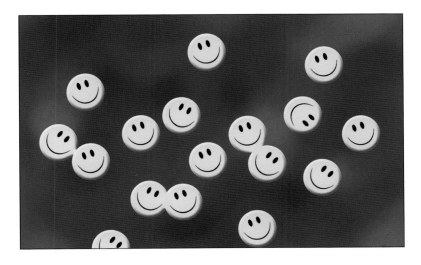

Stimmige Bilder stärken positiv erlebte Emotionen zur sprachlichen Kommunikation.

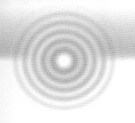

Stimmigkeit in vermittelten Dialogen

Einen stimmigen Verlauf von sprachlichen, vermittelten Dialogen können wir durch die folgenden Dinge fördern:

- ▷ Kreative, aufbauend kooperative Absicht
- ▷ Benennung des Ziels des Dialogs, der Kooperation
- ▷ Klarheit über die kulturelle Rolle (Kooperation, Arbeitsteilung)
- ▷ Respekt und Höflichkeit
- ▷ Interessiertes (aktives) Zuhören
- ▷ Gemeinsames Bilanzieren, Lernen, Reflektieren

Eine Person mit einem starken Kohärenzgefühl »wird sich voraussichtlich in Arbeit und Liebe engagieren, immer vorausgesetzt, die soziale Struktur und der kulturelle Kontext erleichtern die Identität.«

Aaron Antonovsky

Stimmigkeit als dialogischer Lebensprozess

Unsere ständige große Lebensaufgabe besteht darin, nicht nur im Dasein in jeder Dimension, sondern auch zwischen all diesen Lebenswelten eine Stimmigkeit herzustellen.

Mit unserem Willen zu leben kommen wir auf diese Welt. Als Neugeborene setzen wir uns in den ersten zwei Monaten unseres Lebens mit den neuen Umgebungsbedingungen auseinander und stimmen uns auf sie ein. Wenn es uns gelungen ist, die Luft gut zu atmen, die Temperatur zu regulieren und die Milch zu verdauen, haben wir erfahren, dass die fundamentalen Lebensbedingungen für unser Dasein stimmig sind.

In der Liebe finden wir u. a. in Lächeldialogen mit unseren Bezugspersonen eine zwischenmenschlich aufbauende Stimmigkeit. Wir fühlen uns zugehörig zu einer mehr oder weniger stimmigen Familie. Über Erleben von Stimmigkeit freuen wir uns. Unstimmigkeiten nehmen wir in den einzelnen Beziehungen ebenso wahr wie in der

Familie. Eine Unstimmigkeit ist eine subjektiv als destruktiv erlebte Verbindung. Wenn sie uns bedroht, protestieren wir und versuchen, uns zu schützen. Wenn wir eine Möglichkeit erhoffen, eine Unstimmigkeit abzumildern, bemühen wir uns darum. Das kann z. B. bedeuten, dass wir als Kind alles uns Mögliche tun, um der Mutter zu helfen, wenn diese krank oder überfordert ist. Wir tun vieles, um das Familiensystem zu stärken, von dem wir selbst ein Teil sind.

Mit unserem Vorstellungsvermögen lernen wir von Vorbildern, wie wir uns bewegen und wie wir sprechen. Das bedeutet auch, dass wir mit den gelernten Worten ähnliche emotionale Bedeutungen verbinden wie unsere Eltern oder Geschwister. Wenn wir dann im Kindergarten und in der Schule mit anderen Menschen kommunizieren, kann es sein, dass unsere gelernte Wortbedeutung nicht mit der anderer Menschen übereinstimmt. Das ist eine große Herausforderung für das kindliche Stimmigkeitserleben. Dadurch bekommt die Sprache zusehends eine umfassendere Bedeutung – sie wird zunehmend kultiviert.

In der Pubertät scheint sich die Bewertung dessen, was Stimmigkeit ausmacht, sehr zu verändern. Nun steht nicht mehr die Familie mit den Eltern an erster Stelle des Kohärenzstrebens, sondern die Peer-Gruppe, mögliche Geschlechtspartner oder die Arbeitsstelle. Jetzt suchen wir eine aufbauende Verbindung in der kulturellen Dimension, die verträglich mit der Kohärenz in der Familie sein soll. Vom umgekehrten Standpunkt betrachtet: Wir wollen die in der Familie gelernten Beziehungsmuster in den übergeordneten, den kulturellen Kontext integrieren.

Wir können eine Stimmigkeit herstellen zwischen unserem eigenen Lebenswillen, unserer liebevollen Verbundenheit mit Mitmenschen und unseren kultivierten Erkenntnissen. Ein Resultat einer solchen stimmigen Integration nennen wir Weisheit. In Weisheit verbinden

Der Weg zu immer mehr Stimmigkeit ist ein kreativer und immerwährender, lebenslanger Prozess. Er führt durch viele Konflikte und beinhaltet häufiges Kohärenzerleben, das im Laufe des Lebens immer tiefer und umfassender werden kann.

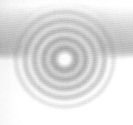

> ## Fragen zum Nachdenken
>
> ▸ **Wo und wie spüren Sie Stimmigkeit in Dialogen am intensivsten?**
>
> ▸ **Wo ist Ihre Resonanz am deutlichsten?**

wir stimmig die Daseinsdimensionen von der autonomen zellulären Selbstregulation bis hin zur höchsten Wissenschaft oder hin zu anderen Kulturleistungen.

Trennungen zwischen den Dimensionen

Doppelmoral ist die Folge einer Unstimmigkeit zwischen kulturellen Normen und sozialen bzw. individuellen Bedürfnissen.

Bei Lösungsversuchen von Konflikten zwischen Daseinsdimensionen wie z. B. einem Konflikt zwischen dem Wunsch nach einer Flugreise in den warmen Süden und dem gleichzeitigen Wunsch, weitere Umweltzerstörung zu vermeiden, bleiben in der Regel Unstimmigkeiten bestehen, die wir bei achtsamem Bewusstsein wahrnehmen. Wenn sie stark ausgeprägt sind, sprechen wir von Doppelmoral. Im Extremfall führt eine starke Widersprüchlichkeit zwischen den Dimensionen zur Spaltung der Person oder zu einem Doppelgängersyndrom, wie es z. B. bei Ärzten beschrieben wurde, die im KZ technisch perfektes Töten praktizierten und zu Hause ein guter Familienvater waren.

Auch an diesem letzten Beispiel können wir erkennen, dass eine grobe Verletzung der Stimmigkeit immer leidvoll ist – wenn nicht unbedingt für einen bestimmten Menschen, dann für andere, unter Umständen auch für die Gesellschaft. Wenn wir nach harmonischem Zusammenspiel in den verschiedenen Dimensionen streben, so ist das gleichzusetzen mit einem Streben nach mehrdimensionaler gesunder Entwicklung. Unsere individuelle gesunde Entwicklung steht in wechselseitiger Resonanz mit derjenigen der Gesellschaft oder Menschheit.

Freude am Problemlösen

Probleme – also Unstimmigkeiten – lassen uns oft keine Ruhe, bevor wir sie nicht gelöst haben. Wenn jemand dann die Unstimmigkeit verstärkt, kann unser Kohärenzstreben dadurch paradoxerweise aktiviert werden – vorausgesetzt, wir sehen eine Möglichkeit, das Problem zu lösen. Wenn es keine Chance zur Lösung gibt, wir aber nicht ernsthaft bedroht sind und uns trotzdem hinreichend sicher fühlen, tun wir gut daran, die Unstimmigkeit zunächst einmal zu vergessen – beispielsweise nach einem schweren Trauma oder Schockzustand. Genauso reguliert sich normalerweise auch unser Organismus implizit: Die Probleme, die irgendwie lösbar, handhabbar erscheinen oder so gravierend sind, dass sie einer zumindest teilweisen Lösung dringend bedürfen, drängen ins Bewusstsein – zur Not über eine Erkrankung. Alle anderen bleiben unterhalb der aktuellen Bewusstheit – sozusagen verschlossen im Eimer mit Deckel. Wenn wir uns dann irgendwann stark und gut genug fühlen, kann der Deckel aufgehen, und es kommen möglicherweise Gefühle und Erinnerungen von früher hoch, um jetzt gelöst zu werden.

Bei den beliebtesten Spielen, wie heute z. B. beim Sudoku, geht es darum, Probleme zu lösen.

»Alles Leben ist Problemlösen« schreibt der Philosoph Karl Popper (siehe S. 205). Und von der Hirnforschung wird berichtet: »Lernen ist besser als Sex!« Damit ist gemeint, dass uns beim Lösen von Unstimmigkeiten unser inneres Belohnungssystem im Gehirn mit einer stärkeren Ausschüttung des Lustbotenstoffs Dopamin belohnt als bei anderen Tätigkeiten, sogar mehr als beim Sex.

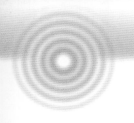

Ein Erleben von völliger Übereinstimmung löst Gefühle von Freude, Leichtigkeit und Verbundenheit aus. Wir reagieren oft mit einem angenehmen, warmen oder angeregten Gefühl im ganzen Körper darauf. Wenn wir erst durch einen Konflikt gehen müssen, bevor wir Stimmigkeit herstellen können, fühlen wir uns besonders gut, wenn wir es dann geschafft haben. Auch daran wird deutlich, dass all unser Streben letztlich auf Stimmigkeit und Kohärenz ausgerichtet ist und unsere übergeordnete höchste Motivation darstellt.

Als ich als Ober-schüler überlegte, welchen Beruf ich er-greifen wollte, ging es mir darum, das Problem des Zusam-menspiels von Geist und Materie zu lösen. In der Saluto-genese brauchen wir die aufbauende Syn-ergie von beiden.

Durch Konflikt zu mehr Stimmigkeit

Jeder Konflikt bietet eine Chance, mehr stimmige Verbundenheit zu erreichen. Ohne Konflikte wäre das Leben wohl sehr langweilig – vielleicht sogar überflüssig. In ihnen können wir uns entwickeln und Sinnvolles tun – wenn sie nicht zu übermächtig sind.

Wenn wir besonders sensibel für Unstimmigkeiten sind und häufig Konfliktgefühle haben, ist dies zwar nicht besonders einfach, dafür aber eine gute Gelegenheit, mehr Stimmigkeit zu finden. Es ist sinn-voll, außer den aktuellen Unstimmigkeiten auch dieses übergeord-nete Bedürfnis nach Stimmigkeit und die damit verbundene gute Absicht mitzuteilen. Da stimmige Verbundenheit ein impliziter übergeordneter Maßstab ist – das verborgene Ziel hinter dem be-wussten, die gute Absicht hinter problematischem Verhalten –, fin-den wir sie oft in den »Zwischenräumen« der Kommunikation. Des-halb ist es hilfreich, in konflikthaften Dialogen immer wieder Pausen zuzulassen und nicht gleich zu kontern; wir hören genau hin, besonders in die »Zwischenräume«, wo wir außer dem Konflikt auch das Verbindende wahrnehmen können.

Konflikte sind Unstimmigkeiten auf dem Boden einer größeren Kohärenz. Gäbe es keine wie auch immer geartete Verbindung zwischen den Konfliktparteien, gäbe es auch keinen Konflikt. Ein Beispiel: Zwei Musiker spielen in einem größeren Orchester dissonante Tonfolgen, wobei jeder von ihnen davon überzeugt ist, im Gegensatz zum Kollegen die richtigen Töne zu spielen. Dieser Konflikt zwischen den Musikern ist im Kontext des Orchesters entstanden – wenn diese übergeordnete Kohärenz nicht wäre, hätten sie diesen Konflikt nicht. Indem sie ihre Unstimmigkeit lösen, können sie die größere Stimmigkeit im ganzen Orchester finden und herstellen helfen.

Eine weitere Entsprechung finden wir in der konflikthaften Zeit der Pubertät. Indem Jugendliche die Konflikte mit den Erwachsenen eingehen und ausfechten, um sie gemeinsam zu lösen, tragen sie zur Entwicklung einer größeren Stimmigkeit bei. Denn es handelt sich dabei oft um Unstimmigkeiten zwischen kulturellen Normen und persönlichem Verhalten, deren Lösung letztlich zur kulturellen Entwicklung beiträgt. In dieser meist persönlich geführten Auseinandersetzung wird die Brauchbarkeit von Werten und Normen für die Generation der Zukunft überprüft. Dabei haben die Eltern die Aufgabe, das bewährte Erfahrungswissen zu bewahren und weiterzugeben, und die Jungen, neue Impulse für die aktuellen Herausforderungen zu geben.

Konflikte sind dazu da, dass wir sie aufbauend lösen: Durch Konfliktlösung kommen wir zu mehr Stimmigkeit. Kohärenz bezeichnet einen dynamischen, funktionellen Zusammenhalt, nicht einen statischen Zustand. So besteht gerade ein umfassendes Stimmigkeitserleben darin, sich in bewegter, veränderlicher, stimmiger Verbundenheit im Strom des Lebens zu fühlen und zu wissen – konstruktiv tätig sein zu können, trotz aller Unstimmigkeiten.

Jeder Konflikt hat eine übergeordnete Kohärenz, die es in der Lösung zu finden gilt. Um die Konflikte etwa in Gruppen oder zwischen Nationen und Religionen schöpferisch zu lösen, ist es hilfreich, sich auf das übergeordnete Verbindende zu besinnen.

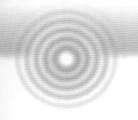

Wenn wir in einer Daseinsdimension besonders stimmig verbunden sind, fühlen wir uns dort sicher. Wir können dann von diesem Standpunkt aus Unstimmigkeiten in anderen Bereichen wahrnehmen und bei Bedarf, Lust, Zeit und Kraft stimmiger gestalten. Wenn wir etwa eine gute Partnerbeziehung oder Gemeinschaft haben, in der wir uns geliebt und unterstützt fühlen, können wir in unserem Beruf neue Wege erproben, um Unstimmigkeiten in der Kultur aufbauender zu gestalten.

In ständiger Resonanz mit größeren Lebenszusammenhängen gestalten wir unser Dasein immer stimmiger.

Gerechtigkeit und Stimmigkeit

Menschen mit einem ausgeprägten Sinn für Gerechtigkeit haben ein besonderes Empfindungsvermögen für Stimmigkeit zwischen zwei Daseinsdimensionen, meist zwischen der kulturellen und der gesellschaftlichen Dimension.

Recht wird jeweils von einer kulturellen Machtposition aus gesprochen. Die Vorsilbe »ge-« drückte ursprünglich Vereinigung und Zusammensein aus und damit die Kohärenz einer Gesellschaft. Menschen mit ausgeprägtem Gerechtigkeitssinn haben demnach ein starkes Empfinden dafür, wie der Zusammenhalt einer Gesellschaft durch Rechtsprechung gestärkt werden kann und wo er durch Machtausübung gefährdet wird.

Wenn Herrschaft sich viel Ungerechtigkeit erlaubt, stört das den Zusammenhalt der Gesellschaft und schafft damit destruktive Unstimmigkeit. Wenn man sich ungerecht behandelt fühlt, fühlt man sich verletzt in seiner Kohärenz und Zugehörigkeit.

Ein Engagement für Gerechtigkeit ist ein Engagement für Stimmigkeit zwischen der sozialen und kulturellen Dimension. Heute bedeutet ein derartiges Engagement besonders einen Einsatz für eine gerechtere Verteilung der natürlichen und materiellen Ressourcen nicht nur in unserer Gesellschaft, sondern auch global. Eine solche gerechtere und damit stimmigere Verteilung würde die Gesundheit von Millionen von Menschen fördern.

Eros – das Schöne, das Wahre und das Gute

Wer nach dem Stimmigen und damit auch Schönen in den verschiedenen Daseinsdimensionen strebt, ist vom Eros beseelt. So jedenfalls würden es Philosophen der Antike beschreiben. Eros bedeutete für sie etwas anderes, viel Umfassenderes als Erotik. Sie beschreiben die Richtung des Eros als »aufsteigend«: beginnend beim Sinn für den schönen Leib, weiter für die Schönheit reiner Gefühle, der Sitten, Gesetze, Künste und Wissenschaften und schließlich für das »Schöne selbst«. Für sie strebt der Eros auch dem »Wahren und Guten« entgegen. Philosophen haben mit dem Wort »Eros« das gleiche Phänomen der Ausrichtung auf Stimmigkeit in den Daseinsdimensionen beschrieben, das hier mit Kohärenzstreben gemeint ist. Eros ist für sie die Kraft, der »Mittler«, der die unterschiedlichen Dimensionen stimmig zusammenbringt.

Eros können wir in der Salutogenese als starken Gesundheitsfaktor verstehen.

Wahrheit als Attraktor und Prozess

Die klassische Philosophie definiert Wahrheit als »Übereinstimmung von Geist und Sache«. Unsere *Wahr*-nehmung sucht nach Wahrheit, nach Übereinstimmung von Sinneseindrücken mit Vorerfahrungen, mit inneren Schwingungsmustern. Unsere Sinnesorgane entstehen im Laufe unserer Embryonalentwicklung aus der Anlage des zentralen Nervensystems. Sie sind im Grunde speziali-

59

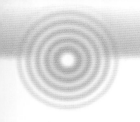

sierte Messfühler des Gehirns für Stimmigkeit und Unstimmigkeit zu unserer Umgebung, für konstruktive und destruktive Resonanz und Interferenz. Jeder hat seine eigene Wahrnehmung – und damit auch seine eigene Wahrheit.

»Lügen haben kurze Beine« weiß der Volksmund. Wahrheit ist auch ein Prozess und scheint eine eigene Dynamik und unerbittliche Gesetzmäßigkeit zu haben in dem Sinne, dass wir als Menschen nicht anders können, als sie im Laufe des Lebens bzw. im Laufe der Geschichte irgendwann anzuerkennen. Wir müssen Tatsachen in unser Denken integrieren. Realität wirkt so, dass wir sie irgendwann in ihren Zusammenhängen erkennen lernen. Umgekehrt wirkt unsere innere Wahrheit auf die Gestaltung der Realität. Wahrheit bezeichnet so verstanden den gegenseitigen Annäherungsprozess von »Geist und Sache«.

Herz bedeutet im übertragenen Sinne auch Zentrum. In der Traditionellen Chinesischen Medizin kommt dem Herzen eine wesentlich geistige Funktion zu, die mehr den Funktionen wichtiger Hirnareale entspricht als dem Organ Herz.

Herz und Stimmigkeit

»Hand aufs Herz!« sagen wir, wenn jemand die Wahrheit sagen soll. Offenbar gehen wir davon aus, dass ein Mensch eher die Wahrheit sagt, wenn sein explizites Bewusstsein mit seinem Herzen in Verbindung steht. Möglicherweise erfüllt unser Herz noch eine bisher von der Wissenschaft wenig beachtete und anerkannte Funktion bei der Herstellung von stimmiger Integration zwischen Bauchgefühl und Verstand, zwischen egoistischem Bedürfnis und äußerer Verbundenheit.

Wir »denken mit dem Herzen«, indem wir von einer stimmigen Verbundenheit ausgehen und eine solche suchen. Möglicherweise ist die Fähigkeit, »mit dem Herzen zu denken«, Ausdruck einer Gleichschwingung, einer aufbauenden Kohärenz von Herz und Hirn. In den USA haben Forscher elektromagnetische Felder von Herz und

Gehirn untersucht und dort Übereinstimmungen festgestellt, die sie »Herzintelligenz« nennen. In jedem Fall hat unser Herzgefühl sehr viel mit stimmiger Verbundenheit, mit Kohärenz zu tun.

Stimmigkeit im Glauben

Mit dem Satz »Ich denke, also bin ich« des Philosophen René Descartes zu Beginn der Neuzeit begann das Zeitalter der Aufklärung. Im Zeitalter der modernen Naturwissenschaften ging die Entfaltung der Ratio weiter, und der Glaube wurde weitgehend aus dem Selbstbewusstsein moderner Menschen verbannt oder bestenfalls im ganz privaten Kämmerlein betrieben.

Wir dürfen uns eingestehen, dass wir mithilfe unseres Denkens nicht wirklich entscheiden können, ob wir »sind« oder nur »denken, dass wir sind«.

Umso mehr erstaunen die Forschungen des Heidelberger Forschers Grossarth-Maticek (siehe S. 5), der in umfangreichen Studien gezeigt hat, dass eine persönlich stimmige »positive, spontane Gottesbeziehung« unabhängig von der Religion den stärksten positiven Faktor für Gesundheit darstellt – stärker noch als die familiär genetische Mitgift. Wer eine derart gute Gottesbeziehung hat, hat laut Grossarth-Maticek eine um etwa 70 Prozent erhöhte Chance, alt und gesund zu werden. Für diese Menschen gilt demnach ganz real: »Ich glaube, also bin ich.«

Paradoxerweise ergibt sich die gleiche Auffassung, wenn man logisch konsequent die wissenschaftliche Erkenntnistheorie weiterdenkt, die mit der Aufklärung und dem Satz »Ich denke, also bin ich« vor 400 Jahren begann. Wissenschaftler haben die Erfahrung gemacht, dass sie mit ihrem Denken ihre Realität konstruieren, sodass auch die wissenschaftlichen Forschungsergebnisse als Konstrukte ihres Denkens zu sehen sind. Diese Erkenntnisse finden im modernen Konstruktivismus Ausdruck.

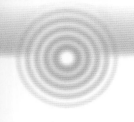

Letztlich ist es Glaubenssache: Glauben wir, dass unser Denken der Wirklichkeit entspricht oder nicht? So dürfen bzw. müssen wir uns in aller Bescheidenheit eingestehen, dass wir glauben, dass wir wissen, dass wir sind. Daraus folgt: »Weil wir glauben, dass wir sind, sind wir« oder: »Ich glaube, also bin ich«.

Es ist also sowohl logisch stimmig als auch gesundheitsförderlich, wenn unser Glauben mit unserem Sein – unserem Denken, Fühlen und Handeln – dynamisch übereinstimmt. So konnte Grossarth-Maticek feststellen, dass diejenigen, die dogmatisch fixiert an einen strafenden, schuldzuweisenden Gott glauben, wiederum kürzer leben, sogar kürzer als Atheisten. Wichtig also ist die positive Abstimmung unseres Lebens mit dem Gottesglauben. Einen solch lebendigen Glauben an Gott können wir als aufbauende dialogische Resonanz auf die großen Systemdimensionen ab der fünften, der globalen und geistigen Dimension verstehen.

Antonovsky meinte mit seinem »sense of coherence«, dem Sinn für Kohärenz und dem Kohärenzgefühl als Vertrauen mit »globaler Orientierung«, wohl etwas ganz Ähnliches wie das, was andere Gottvertrauen nennen würden.

»Elefant« – Körperübung für Stimmigkeitserleben

Nach diesen gedanklichen Ausflügen in eine theoretische Bilderwelt kann uns jetzt der Elefant guttun. Die Übung heißt Elefant, weil sie eine stimmige integrierende Verbindung mit der Erde schafft und von der rund gebeugten Stellung her eine gewisse Ähnlichkeit mit einem Elefanten hat.

Der Elefant ist eine einfache Körperübung, die geeignet ist, Körper, Gefühl und Denken wieder zusammen- und zu einer inneren Harmonie zu bringen. Diese Übung stammt ursprünglich aus der Bioenergetik.

Sie kann nach dem Aufstehen und auch nach jeder einseitigen Belastung wie Autofahren oder der Arbeit am Schreibtisch zu einer guten Integration des Gesamtorganismus führen.

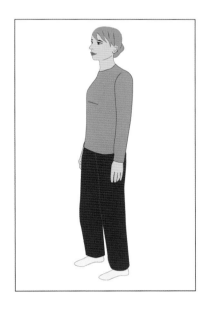 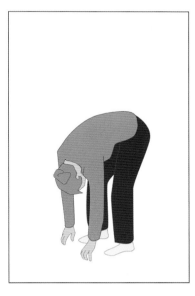

Der »Elefant« ist eine Körperübung zur Erdung und Integration von Körper, Gefühl und Denken.

▸ Stellen Sie sich aufrecht und sicher auf beide Füße, die parallel und in Körperbreite stehen. Wenn Sie möchten, können Sie die Augen schließen. Die Knie sind leicht gebeugt, sodass Sie mit sanfter Bewegung spielen können. Die Gelenke sollten alle leicht beweglich sein – nicht starr durchgedrückt. Das Brustbein ist aufgerichtet. Die Schultern hängen locker (siehe Abb. oben links). Atmen Sie einige Male tief ein – durch Nase oder Mund – und anschließend durch den leicht geöffneten Mund wieder ganz aus.

▸ Wenn Sie guten bewussten Kontakt zum Boden haben, also »gut geerdet« sind, beginnen Sie damit, den Kopf langsam – Halswirbel für Halswirbel – nach vorn auf die Brust sinken zu lassen.

▸ Dann zieht der hängende Kopf mit seinem Gewicht auch den Oberkörper Wirbel für Wirbel nach unten. Das Beugen nach vorn sollte etwa 2 Minuten dauern; gehen Sie so weit nach unten, bis die Finger den Boden berühren (siehe Abb. oben rechts). Atmen Sie tief

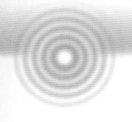

in den Bauch und ins Becken ein, so tief, dass Sie im Kreuzbein-Becken-Bereich spüren, wie sich beim Einatmen die Bänder dehnen.

▸ Schütteln Sie dann den Kopf aus, sodass Nacken und Halswirbelsäule locker sind und der Kopf aushängen kann. Auch die Arme und Schultern können Sie ausschütteln und hängen lassen.

▸ Wenn die Übung anstrengend ist, es irgendwo schmerzt oder Ihnen einfach so zum Stöhnen oder anderen Gefühlsausdrücken zumute ist, lassen Sie den Ausdruck bei leicht geöffnetem Mund strömen; stöhnen Sie, lassen Sie Tränen fließen oder tönen Sie bei Bedarf einfach ein »Aaaa«.

▸ Achten Sie immer wieder darauf, dass Ihre Atmung bis tief ins Becken geht. In dieser Position können Sie 1 bis 3 Minuten aushängen und ausruhen.

▸ Richten Sie sich anschließend ganz langsam wieder auf, angefangen bei der unteren Lendenwirbelsäule, Wirbel für Wirbel. Dabei atmen Sie weiter tief ins Becken. Nehmen Sie sich für das Aufrichten auch wieder gut 2 Minuten Zeit. Wenn der Oberkörper aufrecht ist, führen Sie die Schultern nach hinten und richten zuallerletzt die Halswirbelsäule auf – wiederum Wirbel für Wirbel.

▸ Wenn Sie alles – auch das Brustbein und den Kopf – aufgerichtet haben, spüren Sie in sich hinein, in den Körper, in das Gefühl. Öffnen Sie nun langsam die Augen, wenn Sie sie geschlossen hatten. Schauen Sie, wie die Welt jetzt aussieht, wie Sie sich jetzt in der Welt fühlen. Dann können Sie sich bei Bedarf ausschütteln.

Unser Körper ist unser mobiles Zuhause – ein wahrhaftes »Auto«mobil. Wir sorgen dafür, dass es mobil bleibt und wir uns in ihm wohlfühlen.

Stimmigkeit im Herzen – eine Meditationsübung

Beim achtsamen Meditieren ist die Aufmerksamkeit wohlwollend annehmend nach innen gerichtet, was für viele Menschen heute eine Umkehr der Aufmerksamkeit bedeutet. In der Meditation können Sie wieder zu Ihrem ureigenen inneren Rhythmus und gleichermaßen in Resonanz zu stimmiger geistiger Verbundenheit finden. Meditieren Sie am Anfang 15 bis 20 Minuten; wenn es Ihnen körperlich schwerfällt, beginnen Sie mit fünf Minuten.

▸ Zur Meditation eignet sich eine lockere, bequeme und aufrechte Hock- oder Sitzhaltung am besten. Wenn Sie keine Knieprobleme haben, sind der Schneider- oder Lotussitz auf einem Meditationskissen oder der Hocksitz auf einem Meditationsbänkchen eine gute Position. Sie können aber auch auf einem Stuhl sitzen. Die Hände können im Schoß gefaltet oder auf den Oberschenkeln liegen. Die Schultern sind locker, das Gesicht ist entspannt, der Unterkiefer hängt lose. Die Augen können Sie schließen.

▸ Eine sehr günstige Zeit für das Meditieren ist frühmorgens, direkt nach dem Aufstehen, noch schlaftrunken, ungewaschen und ungefrühstückt. Sie können auch zu jeder anderen Tageszeit meditieren – es gibt keine schlechte Zeit. Gut ist, wenn Sie sich regelmäßig die Zeit dafür gönnen. Bei der Meditation ist Regelmäßigkeit besonders wirkungsvoll. Meditation ist in ihrer Wirksamkeit in vielerlei Hinsicht gut erforscht, insbesondere in Bezug auf die neurophysiologische Wirkung mit nachhaltiger Verbesserung der Lern-, Denk- und Gedächtnisfunktionen bis ins höhere Alter.

Meditation ist die Achtsamkeit für die Zwischenräume der Stille.

▸ Indem Sie Ihre Achtsamkeit auf einen Fokus richten, z. B. die Atmung, bestimmte Worte, ein Bild oder ein Musikstück, lösen Sie sich von Ihren Alltagsverstrickungen emotionaler oder mentaler Art. Durch diese Lösung auch von stressenden Verstrickungen kann sich Ihr System wieder neu finden und stimmig ausrichten.

▸ Stellen Sie an die Meditation keine hohen Ansprüche von Leere oder Gedankenlosigkeit, sondern heißen Sie alle beim Meditieren aufsteigenden Gedanken und Empfindungen willkommen; nehmen Sie sie wahr und an und lassen Sie sie wieder ziehen. Sie haben alle ihren Ursprung, ihre Bedeutung und ihren Sinn.

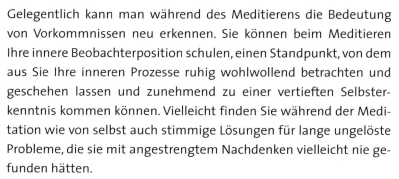

Gelegentlich kann man während des Meditierens die Bedeutung von Vorkommnissen neu erkennen. Sie können beim Meditieren Ihre innere Beobachterposition schulen, einen Standpunkt, von dem aus Sie Ihre inneren Prozesse ruhig wohlwollend betrachten und geschehen lassen und zunehmend zu einer vertieften Selbsterkenntnis kommen können. Vielleicht finden Sie während der Meditation wie von selbst auch stimmige Lösungen für lange ungelöste Probleme, die sie mit angestrengtem Nachdenken vielleicht nie gefunden hätten.

In der Meditation »Stimmigkeit im Herzen« richten Sie Ihre Achtsamkeit auf Ihre innere Stimmigkeit. Dies geschieht nicht kritisch analytisch beobachtend, sondern in einer grundlegend wohlwollend annehmenden Weise. Indem Sie alles, was kommt, annehmen und sich bewusst auf Stimmigkeit ausrichten, regen Sie innere Prozesse in Richtung Kohärenz an.

Annähern
und Vermeiden
Zwei Strategien – ein Ziel

Mit diesem Kapitel wenden wir uns dem »neuropsychologischen Schlüssel« zum Verständnis der Salutogenese zu. Annähern und Vermeiden bezeichnen zwei Bewegungsrichtungen und zwei innere Motive und Haltungen, die durch die gesamte Evolution des Lebendigen vom Einzeller bis zum Menschen hin erkennbar sind. In unserem Buch geht es um die Entstehung von Gesundheit und um Krankheit. Wir wollen uns einem gesunden Wohlbefinden immer wieder annähern – und wir wollen Leid und Krankheit vermeiden. Es ist das gleiche Prinzip wie bei einfachen Einzellern, beim Menschen nur erheblich komplexer, mehrdimensionaler.

Einzeller wie Pantoffeltierchen reagieren auf physikalische und chemische Reize, indem sie sich in die eine oder andere Richtung bewegen – je nachdem, ob die Umgebung mehr Bedürfnisbefriedigung bzw. Vermehrungsgrundlagen verspricht oder mehr Bedrohung. Vermutet wird z.B. von Fritz-Albert Popp, dass sich Organismen zu konstruktiver Kohärenz – etwa eine lichtvollere Umgebung – hinbewegen, die dabei subjektiv als angenehm erlebt wird.

Als Menschen suchen wir außer einer materiell angenehmen Umgebung auch noch Mitmenschen, denen wir uns annähern wollen, und kulturelle Normen, ethische Werte und geistige Ideale, mit denen wir aufbauende Übereinstimmung wünschen.

Selbst ein Einzeller wie das Pantoffeltierchen kann sich von einer bedrohlichen Flüssigkeitskonzentration (kalt, sauer) weg hin zu Licht, Wärme und nährstoffreicher Flüssigkeit bewegen. So verfügt also selbst eine einzige Zelle über einen Annäherungs- und einen Vermeidungsmodus.

Annähern und Vermeiden – die beiden Systeme bestimmen maßgeblich unser Verhalten.

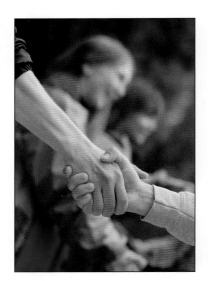 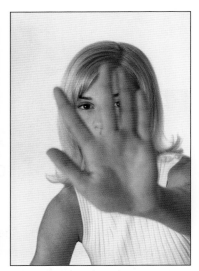

Ein Verständnis dieser Motivations- und Verhaltenssysteme eröffnet sowohl ein neues Verstehen der pathogenetischen Orientierung als auch einen Blick darauf, wie patho- und salutogenetisches Denken zukünftig konstruktiv zusammenspielen könnten.

Abwehrstärke und Annäherung

Das Wichtigste sei gleich vorweg genannt: Wer weiß, wohin er will, kann viele Hindernisse überwinden. Und ebenso: Wer weiß, wie er viele Hindernisse vermeiden bzw. überwinden kann, kann sich seinem Ziel leichter annähern. Zwischen Abwehren und Annähern kann es offenbar eine aufbauende Rückkopplung geben. Allerdings gibt es auch oft fatale und tragische gegenseitige Hemmungen, wenn man sich aus ängstlicher Vorsicht heraus nicht traut, sich seinem ersehnten Ziel anzunähern.

Auch wenn es sich bei Annäherung und Vermeidung um scheinbar nicht zu vereinende Motive und Bewegungsrichtungen handelt, die jeweils von unterschiedlichen Schaltnetzwerken im Gehirn gesteuert werden und sich gegenseitig hemmen, so dienen sie letztendlich beide einem gemeinsamen attraktiven Ziel: unserem Leben, unserer gesunden Entwicklung.

Neuropsychologisches Annäherungssystem

Wenn uns etwas gefällt, z.B. eine schöne Frau, wird im Gehirn das sogenannte Annäherungssystem aktiviert. Leserinnen mögen sich bitte mit ihrer Fantasie einen entsprechend attraktiven Mann vorstellen. Das Annäherungssystem ist eng mit dem sogenannten Lustzentrum, dem Nucleus accumbens verknüpft. Hier werden Lustbotenstoffe ausgeschüttet, insbesondere Dopamin, das uns zu mehr Aktivität anregt, auch wenn unser Annäherungsziel in weiter Ferne ist. Jeder Schritt auf dem Weg der Annäherung macht uns Lust – selbst wenn er nur in der Vorstellung unternommen wird.

So bereitet uns die Vorstellung eines attraktiven Partners Lust oder auch die Vorstellung eines schmackhaften Essens – ganz besonders, wenn man fastet. Unser Annäherungssystem kann durch alle stimmig attraktiven Ziele in allen Daseinsdimensionen (siehe S. 91) angeregt werden. Außer ganz konkreten Bedürfnissen gehören dazu auch allgemeine Orientierungen, die wir als aufbauend stimmig erleben, etwa Liebe, ein guter und starker Wille sowie Weisheit. Wenn das Annäherungssystem aktiv ist, sind wir im lustvollen »Annäherungsmodus«. Die Lust wird umso stärker, je mehr Aktivität wir in Richtung des attraktiven Ziels unternehmen. Wir verspüren Lust

Die Dualität von Annäherung und Vermeidung, die sich in zwei unterschiedlichen neuronalen Schaltnetzwerken in unserem Gehirn manifestiert hat, könnte ein Ursprung unserer dualistischen Bewertung von »gut« und »böse« und überhaupt unseres dualistischen Denkens sein.

*Beim Annähe-
rungssystem sind
verschiedene Ebe-
nen des Gehirns
mit dem »Lustzen-
trum« verschaltet.*

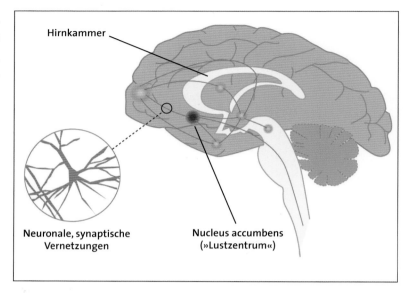

Hirnkammer

Neuronale, synaptische
Vernetzungen

Nucleus accumbens
(»Lustzentrum«)

schon beim Pilzesuchen oder beim Forschen oder beim Glücksspiel
– auch wenn kein Erfolg direkt greifbar erscheint oder sogar rational klar ist, dass wir mit sehr großer Wahrscheinlichkeit verlieren
werden.

Hirnforscher haben herausgefunden, dass das Annäherungssystem
am stärksten angeregt ist, wenn wir Probleme lösen, also eine Unstimmigkeit in Stimmigkeit verwandeln.

Die Bahnung des Annährungs- sowie auch des Vermeidungssystems ist weitgehend durch unsere Erfahrungen mit unseren Mitmenschen, der Kultur und der Umgebung geprägt. Man nennt dies
heute epigenetisch. Dabei ist die Anlage des neurologischen Annä-
herungs- und Vermeidungssystems jeweils genetisch bedingt. d. h.,
es gibt Menschen, die von Geburt an ein stärker ausgeprägtes Annäherungssystem besitzen, und andere, die ein ausgeprägteres Vermeidungssystem haben.

Kinder mit einem ausgeprägten Annäherungssystem neigen zu Freundlichkeit und eher geringeren Abwehrreaktionen bei Frustration. Sie finden meist leicht Kontakt und sind eher angepasst.

Das Vermeidungssystem

In den Milliarden Jahren der Evolution hat das differenzierende Vermeidungssystem uns geholfen, Gefahren immer frühzeitiger zu erkennen und zu meiden, ihnen zu entfliehen, uns davor zu schützen oder sie zu bekämpfen. Das Vermeidungssystem ist überlebensnotwendig und eine Bedingung dafür, dass wir auch weiterhin an der Evolution teilnehmen können.

Das Vermeidungssystem wird aktiviert – d. h. der »Vermeidungsmodus« wird angeschaltet – durch alles, was wir Stress nennen, durch unangenehme, insbesondere auch Angst auslösende Erfahrungen, durch Missempfindungen wie Kälte, Hitze, Druck, schlechte Luft, Bedrohungen, Zurückweisungen, Schmerzen, Frustrationen und dergleichen mehr.

Allgemein kann man sagen: Das Vermeidungssystem wird durch Unstimmigkeiten der Umgebung mit den eigenen Bedürfnissen und Zielen aktiviert.

Neurophysiologisch ist das Vermeidungsschaltsystem eng mit einem Hirnareal verknüpft, das viel mit dem Gefühl von Angst zu tun hat, dem sogenannten Mandelkern (Amygdala). Von hier aus werden viele Angstreaktionen gesteuert. So wird im Vermeidungsmodus die Aufmerksamkeit schnell nach außen gerichtet. Der gesamte Körper geht in Habachtspannung. Die Sinneswahrnehmung wird auf mögliche Gefahrenquellen ausgerichtet. Diese Verhaltensweisen werden durch das sympathische Nervensystem gesteuert, das Stresshormone wie Adrenalin ausschüttet. Wenn wir in einer akuten Bedrohungssituation stecken, sind wir bereit, zu fliehen oder zu kämpfen. Wenn es sich um eine länger anhaltende Gefah-

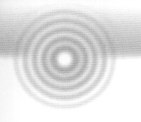

rensituation handelt, suchen wir mit unseren verschiedenen Ressourcen nach einem Ausweg aus der Gefahr.

Wenn wir uns ständig im Vermeidungsmodus befinden, sind wir ständig in Angst, im Stress. Unsere Aufmerksamkeit und Energie sind ständig nach außen gerichtet. Wir können in diesem Modus nie das Gefühl haben, wirklich in unserer Mitte anzukommen, denn wenn wir etwas erfolgreich vermieden oder bekämpft haben, befürchten wir, dass es woanders wieder auftaucht. Es ist ein Leben wie in ständiger Bedrohung.

Der Körper unterscheidet nicht zwischen tatsächlichem und eingebildetem Stress.

Kinder mit einem genetisch stärkeren Vermeidungssystem sind oft sogenannte Schreibabys, die bei der kleinsten Gelegenheit laut protestieren und starke Abwehr zeigen. Das klingt zunächst einmal wie eine schlechte Nachricht – die genetische Verteilung scheint ungerecht zu sein. Bei genauerer Betrachtung können wir allerdings einen möglichen positiven Einfluss der Umgebung erkennen, den wir epigenetisch nennen. Der epigenetische Einfluss ist stärker als der genetische (siehe S. 81).

Auswirkungen des Vermeidungssystems

Menschen mit einem ausgeprägten Vermeidungssystem sind empfänglicher für bedrohliche, störende Einflüsse. Sie reagieren oft schon auf kleinste Stressoren. Diese Menschen, die wir als kritisch und pessimistisch bezeichnen würden, erfüllen in der Gesellschaft jedoch eine wichtige Funktion – auch wenn sie selbst es damit nicht leicht haben. Da wir uns im Vermeidungsmodus zumindest längerfristig nicht wirklich wohlfühlen, werden die damit verbundenen Gefühle und Verhaltensweisen weithin als negativ bewertet.

Wir würden uns jedoch einen Bärendienst erweisen, wenn wir Menschen mit einem genetisch stärkeren Vermeidungssystem diskriminieren und ausgrenzen würden. Zum einen liegt im Vermeidungsmodus eine sehr wichtige Widerstandsressource mit viel Kraft. Zum anderen würden wir den Vermeidungsmodus bei diesen Menschen noch verstärken und sie damit in ein fatales Dilemma bringen: Sie sollen ihre Gefühle oder Aktivitäten, die zu ihrem Überleben wichtig sind, abschalten, um sich der für sie ebenso bedeutsamen sozialen Stimmigkeit anzunähern. Dies würde zu einem Ambivalenzkonflikt zwischen einem existenziellen Annäherungs- und einem Vermeidungsziel führen.

Bei dem Versuch, das Vermeiden zu vermeiden, bleibt das Vermeidungssystem aktiv. Dann richtet sich die Abwehr gegen einen Teil von sich selbst. Ursprünglich hat jedes Vermeidungsverhalten einen als bedrohlich erlebten Kontext, in dem es entstanden ist. Deshalb ist es angebracht, das Entstehen von Vermeidungsgefühlen zu verstehen und wertzuschätzen – als zweckmäßig im Entstehungskontext. Über eine solche Wertschätzung des Sinns und Zwecks von Vermeidungsgefühlen und -verhalten öffnen wir die Tür zur Integration des Betroffenen samt seinem Vermeidungssystem in die Gemeinschaft oder Kultur.

Angstmachende Erfahrungen in der frühen Kindheit haben nichts mit angeborener Angst zu tun. Wenn sehr kleine Kinder Schmerzen erfahren, wird ihr Vermeidungssystem mit Angst aktiviert. Wenn dies häufiger in wiederkehrenden Situationen geschieht, speichern die Kinder einzelne Merkmale dieser Situationen. Sie bekommen dann auch das nächste Mal Angst, wenn ihnen diese Merkmale begegnen – ihr Vermeidungssystem wird aktiviert. Dies erleben wir als Ärzte oft, wenn Kinder beispielsweise Spritzen bekommen oder sich anderen »Zwangsmaßnahmen« unterziehen sollen. Diese Erfah-

Wenn jemand ein ausgeprägtes Vermeidungssystem und nur ein schwaches Annäherungssystem besitzt, ist er anfälliger für Depressionen und andere Stresserkrankungen. Das bedeutet, dass wir durch Anregung des Annäherungssystems Depressionen vorbeugen können.

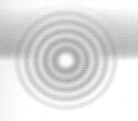

rungen führen im Erwachsenenalter dann häufig immer noch zu Angstreaktionen in ähnlichen, aber eigentlich ungefährlichen Situationen. So steigt bei einem Arztbesuch vielleicht der Blutdruck an – eine Reaktion im Vermeidungsmodus, eine Stressreaktion. Je mehr man versucht, das sich wehrende Kind zu bändigen, desto stärker wird sein Vermeidungssystem aktiviert: Es bekommt noch mehr Angst und wehrt sich noch stärker – bis die Abwehr irgendwann zusammenbricht. Dabei wird nicht nur die Beziehung zum Arzt, sondern auch die vertrauensvolle Beziehung zu der Bezugsperson gestört. Darüber hinaus wird die Integrität und Erfahrung der Selbstwirksamkeit des Kindes in einem möglicherweise als überlebenswichtig erlebten Kampf gestört.

Der medizinische Kampf gegen chronische Erkrankungen wie Bluthochdruck als »silent killer« erscheint so verrückt wie der Kampf des tapferen Ritters Don Quijote gegen die Windmühlenflügel.

Da diese Erfahrungen bei Ärzten lange Zeit als vollkommen normal galten, ist es auch verständlich, dass heute der Blutdruckanstieg beim Arzt als normal gilt. Die Normalität ist auch mit ein Grund, warum es diesen Erwachsenen kaum erinnerlich ist, was sie früher beim Arzt erlebt haben. Denn es war für alle Beteiligten normal und geriet deswegen nicht ins Bewusstsein – gewissermaßen ein kollektives Nicht-Hinschauen.

Heute jedoch kann es helfen, sich an diesen Kontext des Vermeidungsmodus zu erinnern, wenn man als Erwachsener Angst vor dem Arzt hat und der Blutdruck vielleicht immer noch ansteigt. Wenn man sich an den früheren Zusammenhang erinnert und es im Nachhinein wertschätzen kann, dass man sich damals zu wehren versucht hat, kann man heute leichter in den Annäherungsmodus umschalten.

Der Annäherungsmodus ist für einen erfolgreichen Arztbesuch viel hilfreicher als der automatische Vermeidungsmodus. Denn Wohlbefinden und Gesundheit finden wir letztlich nur in diesem vertrauensvollen Annäherungsmodus. Allerdings sollten Sie Ihren Vermei-

Fragen zum Nachdenken

▸ **Wann und wozu können Sie aus vollem Herzen »Ja« sagen?**

▸ **Wozu möchten Sie noch klarer »Ja« sagen können?**

▸ **In welchen Situationen können Sie gut und klar »Nein« sagen?**

▸ **Wozu möchten Sie noch klarer bzw. häufiger »Nein« sagen?**

dungsmodus auch heute noch als Ressource bereithalten und den Anweisungen des Arztes mit gesunder Vorsicht oder sogar etwas Skepsis begegnen.

Vermeidungsgefühle haben im Kontext ihrer Entstehung eine sinnvolle Bedeutung. Wenn diese Gefühle von einer übergeordneten Instanz negativ oder als vollkommen unbegründet und irrelevant bewertet werden, kann dies dazu führen, dass entweder Gefahren ignoriert werden oder sich eine Abwehr gegen die eigenen Abwehrgefühle aufbaut, beispielsweise eine Verurteilung der eigenen Wut. Entsprechungen auf der körperlichen Ebene finden wir im ersten Fall, wenn das Immunsystem z. B. Krebszellen ignoriert, und im zweiten Fall bei Krankheiten, bei denen sich das Immunsystem gegen körpereigene Zellen richtet. Diese Autoimmunerkrankungen können fast alle Organsysteme treffen.

Mögliche positive Aspekte von Vermeidungsgefühlen und Vermeidungsverhalten finden Sie in der Tabelle auf S. 76.

Sicherheit, Vertrauen und Kontrolle

Das Bedürfnis nach Sicherheit stellt ein existenzielles Grundbedürfnis dar. Da wir nicht nur in einer freundlichen, vertrauten Umgebung leben, sondern oft genug in einer rauen und sogar bedrohli-

Vermeidungsreaktion	Führt zu bzw. zeigt folgende Fähigkeit
Misstrauen	Sorgfältige Prüfung, um vertrauen können
Angst	Vorsicht, um sich sicher fühlen zu können
Wut	Erregung, um Aufmerksamkeit für sein bedeutsames Anliegen zu bekommen, um verstanden und angenommen zu werden
Aggresivität	Resonanz auf soziale bzw. kulturelle Missachtung – schafft Beachtung
Hass	Vernichtung dessen, was einem schadet – um Autonomie zu finden und wieder lieben zu können
Rachegefühl	Genugtuung und Wiedergutmachung, um Empfindung von sowohl Autonomie als auch tiefer allgemeiner Verbundenheit wiederherzustellen
Flucht	Sich in Sicherheit bringen
Kampf	Abwehr von Gefahren
Scham	Empfänglichkeit für Moral, um Zugehörigkeit zu erreichen
Schmerz	Körpergefühl der Trennung , um Verbindung zu finden
Traurigkeit	Wahrnehmung emotionaler Verbundenheit
Krankheit	Besinnung auf gesunde Entwicklung und Stimmigkeit
Versagen	Sich anstrengen
Trennung	Verbindung halten
Ablehnung	Anerkennung finden
Minderwertigkeitsgefühl	Suchen von Wertschätzung

chen, versuchen wir durch Kontrolle das Gefühl von Sicherheit wiederherzustellen. Dazu brauchen wir genügend Vertrauen in die eigene Stärke, damit wir uns wieder eine hinreichend kohärente Situation gestalten oder notfalls flüchten können. Dieses Selbstvertrauen ist mit dem Gefühl der Handhabbarkeit und Kontrollfähigkeit verbunden. Wenn wir immer damit beschäftigt sind, Sicherheit durch Kontrolle herstellen zu wollen, impliziert das eine ständig gegenwärtige Bedrohung und Angst. Das bedeutet permanenten Stress, der uns daran hindern kann, in Vertrauen Entspannung zu finden, mit Freude zu leben, uns gesund zu entwickeln und wirklich kreativ zu werden.

Diese Erkenntnis hat weitgehende gesellschaftliche Implikationen: Wenn politisch oder institutionell versucht wird, Probleme mit dauerhafter Kontrolle »in den Griff« zu bekommen, erhöht das im Inneren den Stress. Eine Folge ist die umgreifende Zunahme von Stresserkrankungen. Optimal wäre es also, mit einem Grundvertrauen zu leben und gleichzeitig das Selbstvertrauen und die Stärke zu haben, bedrohliche Situationen zu kontrollieren – wenn es erforderlich ist. Mit einem derart sicheren Vertrauensgefühl in uns selbst, in die Menschen und ins Leben können wir uns mit diesen verbinden und uns dem Leben hingeben.

Wohlbefinden und Kreativität entstehen im Gefühl von Vertrauen. Wenn Menschen ständig damit befasst sind, keine Fehler zu machen, können sie sich kaum gut entfalten.

Vom Vermeidungsmodus zur Annäherung finden

Wenn Sie einen ausgeprägten Vermeidungsmodus und einen schwachen Annäherungsmodus haben, kann es sein, dass Sie morgens aufwachen, überlegen, was Sie an diesem Tag tun möchten, und dass Ihnen nur Dinge einfallen, die Sie vermeiden möchten: Das

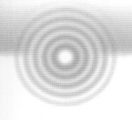

> ## Fragen zum Nachdenken
> ▸ **Wo bzw. wem können Sie voll vertrauen?**
> ▸ **Wo und wann brauchen Sie eine Kontrollmöglichkeit, um sich sicher zu fühlen?**
> ▸ **Wann und wem möchten Sie mehr vertrauen können?**

Frühstück muss schnell gehen, die Autofahrt durch den Berufsverkehr ist nervtötend, die Klimaanlage im Büro verursacht Ihnen Halsschmerzen, dann der Stress mit dem Chef und den unangenehmen Kollegen, das schlechte Kantinenessen, das lange Sitzen am Schreibtisch. Also bleiben Sie lieber liegen und tun gar nichts. Bis Ihnen womöglich einfällt, dass die meisten Menschen im Bett sterben. Dann haben Sie in ein echtes Problem.

Doch selbst solche Probleme können Sie lösen, indem Sie Ihrem Annäherungssystem Raum zur Aktivität geben bzw. es anregen. Beispielsweise können Sie sich fragen, ob es irgendetwas geben könnte, das ein Wohlgefühl in Ihnen auslöst. Es kann vielleicht eine Weile dauern, bis Ihnen etwas einfällt, dem Sie gleich nachgehen können. Vielleicht ein ganz kleines Wohlgefühl? Es kann auch sein, dass Ihnen im Moment gar nichts einfällt. Dann können Sie darauf vertrauen, dass dem Körper etwas einfällt, wenn Sie ihn denn tun lassen, was ihm ein Wohlgefühl bereitet.

Wenn man häufig im Vermeidungsmodus ist, kann man dies nicht vermeiden, indem man dagegen ankämpft. Man kann sich nur attraktiven Zielen zuwenden.

Wenn es Ihnen gelungen ist, wieder eine implizite Verknüpfung mit dem Annäherungssystem zu finden und dieser Raum zu geben, kann es bergauf mit Ihrem Wohlbefinden und Ihrer Stimmung gehen. Dann können Sie erfolgreich für Ihr stimmiges Wohlgefühl sorgen. Wenn Sie erfolgreich sind, bahnen sich diese Verhaltensweisen im Gehirn sehr schnell, und Sie werden immer erfolgreicher in Bezug auf Wohlbefinden.

In guter Verbindung mit Ihrem Annäherungssystem gönnen Sie sich ein leckeres Frühstück, das Sie genießen. Dann macht Ihnen die Fahrt mit dem Auto zur Arbeit nicht viel aus, vielleicht finden Sie sogar Spaß daran, geschickt, zügig und rücksichtsvoll durch den Verkehr zu manövrieren. Im Büro suchen Sie den Kontakt zu Kollegen, die Ihnen sympathisch sind. Die unsympathischen vermeiden Sie erfolgreich. Und wenn der Chef Ihnen dumm kommt, bleiben Sie gelassen – denn Sie wissen, dass er Ihnen letztlich nicht wirklich etwas anhaben kann. Daraufhin hat er mehr Respekt vor Ihnen.

Nun haben Sie auch die Erfahrung gemacht, dass Sie Unstimmigkeiten fast ganz nebenbei vermeiden bzw. stimmig lösen können. Das bestärkt Sie, weiteren Bedürfnissen und Wünschen Raum zu geben, die Sie sich erfüllen könnten. All Ihre Anstrengungen haben sich gelohnt – und sei es, um daraus zu lernen.

Einen Konflikt zwischen Annähern und Vermeiden lösen

Annähern und Vermeiden können auch in einer positiven Rückkopplung stehen. Die eine Aktivität kann die andere stärken. So wachsen durch Annähern und Vermeiden starke Persönlichkeiten.

Oft befinden wir uns in einem inneren Konflikt zwischen Vermeiden und Annähern, beispielsweise wenn wir verliebt sind und uns dem Traumpartner oder der Traumpartnerin annähern möchten. Auch wenn wir einen erfolgreichen Annäherungsversuch absolviert haben, kann plötzlich Angst vor mehr Nähe auftauchen, und wir finden irgendwelche Gründe, die gegen eine weitergehende Beziehung sprechen. Plötzlich ist der Vermeidungsmodus angesprungen, der das Annäherungsverhalten hemmt. Wie kann das passieren?

Der Vermeidungsmodus ist angesprungen, weil man irgendwann vorher schmerzhafte Erfahrungen mit Nähe in einer Beziehung gemacht hat – meist war es in der Beziehung zur Mutter oder zum

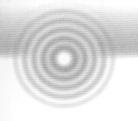

Vater. Vielleicht wurde man harsch abgewiesen oder umgekehrt überfürsorglich behandelt und eingeengt. Bei Frauen liegt die Angst vor zu viel Nähe oft darin begründet, dass sie als Kind oder Jugendliche sexuell belästigt oder gar missbraucht wurden. In der Folge kann sich Angst vor sexueller Lust in der Nähe zum Mann entwickeln, und der Vermeidungsmodus springt unwillkürlich an, sobald die ersehnte Annäherung sexuelle Gefühle beinhaltet.

Derartige Annäherungs-Vermeidungs-Konflikte sind häufig. Wenn sie als ungelöste Ambivalenzkonflikte unser lustvolles Leben lähmen, sollten wir sie lösen. Der erste Schritt dazu ist, beide Seiten des Konflikts – also sowohl den Annäherungswunsch als auch die Wichtigkeit, sich zu schützen – anzuerkennen. Dann sollten diese beiden wichtigen Verhaltensweisen bzw. Bedürfnisse so voneinander getrennt werden, dass sie sich nicht mehr gegenseitig hemmen. Wenn wir beide Seiten – jede für sich – wertschätzen, können wir z. B. der Partnerin sagen: »Weil ich dich liebe, kann ich dir ganz nahe kommen und mich ganz auf dich einlassen. Außerdem bin ich jetzt stark genug, um auf mich aufzupassen, dass ich nicht verletzt werde. Wenn es trotzdem einmal geschieht, werde ich es verkraften können, weil ich ja jetzt ein erwachsener Mann bin und nicht mehr ein abhängiges Kind. Aber das Vermeiden von Verletzungen wird mich nicht mehr daran hindern, die erwünschte Nähe zu finden und dir meine Liebe zu zeigen.«

Eine nahe und stimmige Beziehung zu einem lieben Menschen ist für die meisten ein inneres Bedürfnis und ein attraktives Ziel. Wenn wir uns in tiefer Liebe verbunden fühlen, sind wir stärker, auch schmerzhafte Erfahrungen abzuwehren oder heilsam zu verarbeiten. Umgekehrt gilt, dass wir uns leichter auf eine tiefe Verbindung einlassen können, wenn wir uns unserer Stärke bewusst sind, Verletzungen abwehren oder ausheilen lassen zu können.

»Wer ein Warum hat, dem ist kein Wie zu schwer.«
Friedrich Nietzsche

Annähern und Vermeiden zwischen den Daseinsdimensionen

Bei den bereits erwähnten »Schreibabys« mit einem starken angeborenen Vermeidungssystem kann es im ungünstigen Fall dazu
kommen, dass die Eltern auf ein häufiges Schreien des Kindes ge-
nervt und abweisend reagieren. Dann schaukelt sich die abweh-
rende Haltung gegenseitig hoch. Das Kind fühlt sich zunehmend
abgewiesen, gemieden oder isoliert und damit in erheblichem
Stress.

Eine Weile wehrt es sich meist noch. Es versucht, durch Wut oder
Aggressivität die ihm gebührende Beachtung zu bekommen. Wenn
es dafür dann weiter z. B. durch Isolierung bestraft wird, kann irgendwann nicht nur seine Abwehrkraft zusammenbrechen, sondern auch sein Annäherungswunsch nach Stimmigkeit mit dem sozialen System. Es kann sich Resignation ausbreiten, bei der auch
seine Lust gehemmt wird. Menschen mit einem ausgeprägten Ver-
meidungs- und einem schwachen Annäherungssystem haben ein
stark erhöhtes Risiko, an einer Depression zu erkranken.

Im günstigen Fall trifft das »Schreibaby« auf verständnisvolle Bezugspersonen, die es geduldig protestieren lassen und auch in seiner Wut lieb haben. Dann kann das Annäherungssystem durch diesen verständnisvollen mitmenschlichen Umgang stärker angeregt
werden. Davon können gerade die genetisch scheinbar benachtei-
ligten Kinder derart profitieren, dass sie sogar eine psychisch stabi-
lere Persönlichkeit entwickeln als die Menschen, die von Beginn an
genetisch scheinbar günstiger ausgestattet sind. So haben wir gute
Möglichkeiten, durch einen verständnisvollen und wertschätzen-
den Umgang miteinander stabile Persönlichkeiten und gesunde
Entwicklung zu fördern.

Menschen in einer übergeordneten Rolle wie Eltern oder Vertreter kultureller Institutionen wie Lehrer und Therapeuten haben besonderen Einfluss auf Menschen in untergeordneten Rollen. Sie sollen deshalb besonders verantwortungsbewusst kommunizieren.

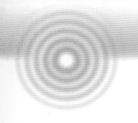

Emotionen – auch unangenehme – sind Beweise von Verbundenheit bzw. dem Wunsch nach stimmiger Verbundenheit. Wenn sie von einem Übersystem diskriminiert werden, kommt das einer Isolierung der einzelnen Menschen gleich. Das macht erheblichen Stress.

Normalerweise haben wir Lust, wenn wir uns einem attraktiven Ziel annähern, es sei denn, wir sind durch viele negative Erfahrungen frustriert. Alte Frustrationen können bei jedem Schritt in Richtung Annäherungsziel in unserem Gedächtnis aktualisiert werden und uns die Freude an der Annäherung nehmen. Diese Frustrationen können in der frühen Kindheit stattgefunden haben und dennoch unsere Motivation zur Annäherung nachhaltig negativ beeinflussen. Wenn ein Kind z. B. sehr häufig ausgelacht, ängstlich beäugt oder bestraft wird, wenn es eigene Versuche unternimmt, zu laufen, Rad zu fahren oder einen Turm zu bauen, kann es sein, dass es kaum Zutrauen in die eigene Selbstwirksamkeit entfaltet.

»Eine Person wird eine Person durch andere Menschen.« Weisheit des afrikanischen Ubuntu, dem Zulu-Wort für Menschlichkeit

Wenn durch frühe, häufig wiederholte und umfassende Frustrationen eine positive Verbindung zum Lustempfinden weitgehend abgeschaltet wurde, wird es für den Menschen auch später sehr schwierig, anhaltende Motivation zu finden. Durch ständige Unlust, Enttäuschung oder gar schmerzauslösende Erlebnisse werden das Vermeidungsfühlen und Vermeidungsverhalten gebahnt und das Annäherungssystem geschwächt. Daraus resultiert eine Neigung zur Depression.

An diesem Beispiel der Wechselwirkung von genetisch bedingter Ausstattung und epigenetischer Prägung (siehe S. 70) wird uns wieder die überragende Bedeutung der Art und Weise unserer Kommunikation für die Persönlichkeitsentwicklung deutlich. Es ist zu vermuten, dass das weitverbreitete und im Gesundheitswesen und auch Bildungswesen noch vorherrschende Denken im Vermeidungsmodus – die überwiegend pathogenetische Orientierung – dazu beigetragen hat, dass der Annäherungsmodus sich nicht weiter entfaltet hat. Das hat wahrscheinlich mit dazu geführt, dass Depressionen und chronische Stresserkrankungen in den letzten Jahrzehnten stark zugenommen haben. Dagegen könnte eine stimmig sinnvolle Ausrichtung der Kultur in großem Maße statt Krankheit eine gesunde Entwicklung der Menschen fördern.

Um vom Vermeidungsmodus in den Annäherungsmodus umzuschalten, wertschätzen wir paradoxerweise als Erstes unseren Vermeidungsmodus, dass er uns hilft, sicher zu leben und Unstimmigkeiten zu erkennen. Weiter geht es dann darum, attraktive Ziele zu finden, die unser Annäherungssystem derart stärken, dass wir nicht nur rational wissen, warum wir etwas vermeiden, sondern auch Lust und Genuss dabei spüren. Wir können auch Lust beim Vermeiden oder sogar beim Kämpfen empfinden, wenn wir wissen, dass wir uns durch das Vermeiden einer Gefahr einem übergeordneten Ziel annähern. Damit stärken wir unsere gesunde Entwicklung. Vermeiden ist kein Selbstzweck; es dient der Annäherung an ein übergeordnetes Ziel.

Was wir brauchen, um diese chronischen Leiden zu verhindern bzw. zu heilen, ist eine neue Sicht auf Krankheit und Gesundheit, eine Sicht, die das Annäherungssystem aktiviert.

»Gut« und »schlecht«

Die Systeme zur Annäherung und Vermeidung sind eng mit unseren Bewertungen verknüpft. Ein kleines Kind urteilt über Nahrungsmittel, ob sie ihm schmecken oder nicht, über Menschen, ob es sie mag oder nicht. Die Bewertung geschieht nach ganz subjektiven Kriterien, die mit Lustempfinden und Wohlfühlen gekoppelt sind. »Gut« ist das, was direkt guttut. »Schlecht« ist das, was Missempfinden und Unlust bereitet. Wenn das Kind älter wird, ändert sich

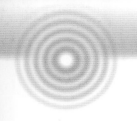

das Bewertungssystem. Dann wird die direkte subjektive Bewertung dadurch ergänzt oder sogar ersetzt, dass das Kind die Bewertung der Bezugspersonen übernimmt. So äußert das Kind, dass es etwas gut findet, aus einer Identifikation mit einer Bezugsperson heraus.

Schon sehr früh kann den Kindern die Verbindung zu ihren eigenen Bedürfnissen und direkten Bewertungen abgewöhnt werden, indem die Eltern ihnen fortwährend sagen, was und wie viel sie essen sollen, was sie tun und lassen sollen. Durch eine ständige Bevormundung wird einem Kind das eigene instinktive Wissen, was gut für es ist und was nicht, abtrainiert. Demgegenüber ist ein selbstbewusster, stimmig positiv orientierter Mensch in der Lage, seinen Kindern durch Klarheit und durch die Vorbildfunktion sein komplexes Erfahrungswissen zu vermitteln.

Kinder übernehmen oft schon sehr früh die Werte der Eltern – selbst wenn sie sich gegen das eigene Empfinden richten. Offenbar nimmt die soziale Stimmigkeit einen sehr hohen Stellenwert in der Selbstregulation ein.

Jugendliche können in der Pubertät ihre Bewertung gänzlich vom individuellen und familiären Empfinden lösen und der Bewertung einer Gruppe anpassen. Dann »schmecken« ihnen plötzlich Alkohol und Zigaretten, obwohl es ihnen nach dem Konsum schlecht geht. Die Bewertung durch die Peer-Gruppe, also gleichaltrige Freunde in ähnlichen Lebenssituationen, bzw. die berufliche Kultur wird maßgeblicher als ihr individueller Geschmack und möglicherweise auch als der Geschmack der Familie.

Im guten Falle lernt ein Kind seine individuellen Bedürfnisse, seinen eigenen Geschmack, seine Lust und Laune in die Sitten seiner Familie zu integrieren. Es lernt, seine eigenen Bedürfnisse zu äußern, und gleichermaßen lernt es die Lebensgewohnheiten der Familie kennen und vielleicht auch schätzen. In seiner Kommunikation mit der Familie lernt es auch, zwischen seinem Geschmack und dem der Eltern zu unterscheiden, wenn es dort stärkere Unterschiede gibt. Wenn seine Bedürfnisse geachtet werden, kann es auch leichter die

Familiensitten achten und es kann möglicherweise auch mit einem Unterschied integriert leben. Eine positive Bewertung ist verknüpft mit dem Annäherungssystem, eine negative Bewertung mit dem Vermeidungssystem.

Kulturelle Normen und Werte

Ganz entsprechend zu den Familienangelegenheiten können wir die Motivation durch kulturelle, etwa berufliche Ziele verstehen. Der Einzelne hat das Bedürfnis nach stimmiger Zugehörigkeit zum kulturellen System. Über dieses Bedürfnis ist er empfänglich für kulturelle Normen und Werte – z. B. Kreativität, Pünktlichkeit, Leistung –, die zumindest teilweise kein direktes Bedürfnis für ihn darstellen. Er ist aber aufgrund eines eigenen Bedürfnisses mehr oder weniger resonanzfähig für die kulturellen Belange.

Unsere Bedürfnisse sind in Resonanz mit kulturellen Normen und Werten.

Um diese unterschiedlichen Bewertungsmaßstäbe in unserem Leben zu integrieren, haben wir zwei unterschiedliche Strukturen im Gehirn, wie Neuropsychologen herausgefunden haben. Die eine ist zuständig für die Bewertung aufgrund selbstbezogener Bedürfnisbefriedigung (»wanting«, »intrinsische« Motivation), die andere für die Bewertung aufgrund eher äußerer Ziele (»liking«, »extrinsische« Motivation).

Das eine Mal beurteilen wir unser Verhalten und die Umgebung danach, ob sie unseren Bedürfnissen etwas zu bieten hat, bei der anderen Bewertung schauen wir danach, ob das Verhalten mit der Gemeinschaft stimmig ist, ob es kulturellen Normen oder beruflichen Qualitätskriterien entspricht oder ob es mit ethischen, globalen Werten stimmig ist. Stimmig heißt auch hier, dass es jeweils eine

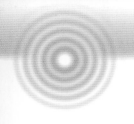

aufbauende Kohärenz gibt und – letztlich – dass unser Dasein in den verschiedenen Dimensionen auch wieder in sich und untereinander stimmig ist.

Stimmigkeit von innerer und äußerer Motivation

Wenn in der Zeitung ein Theaterstück hochgelobt wird, regt dies viele zu einem Theaterbesuch an. Nach welchen Kriterien beurteilt dann der einzelne Besucher das Theaterstück?

Alle positiv bewerteten Dinge können unser motivierendes Annäherungssystem anregen. Möglicherweise allerdings auf etwas unterschiedliche Art und Weise. Auf jeden Fall kann es zu einem Konflikt zwischen einer Bewertung aufgrund eines individuellen Bedürfnisses und einer Gruppennorm kommen, beispielsweise dann, wenn Kinder sich viel um das Wohl ihrer Eltern kümmern oder wenn von ihnen ständig die Erfüllung von Verhaltensnormen mit Zwang abverlangt wird ohne jede Rücksicht auf ihre Bedürfnisse oder Fähigkeiten.

Bis vor Kurzem war noch öfter der Spruch zu hören: »Kinder mit 'nem Willen kriegen was auf die Brillen.« Den Kindern wurde in großem Stil abtrainiert, eine Bewertung von Situationen nach ihrer eigenen Bedürfnisbefriedigung vorzunehmen. Stattdessen sollten sie sich einer vermeintlichen Normalität anpassen.

Wenn dies zu einer nachhaltigen Frustration der eigenen Bedürfnisse geführt hat, wird der Mensch lustlos. Er reagiert dann nur noch auf Anforderung und Zwang, und die Leistung kann bestenfalls ordentlich, aber kaum schöpferisch sein.

Da wir als übergeordnetes Ziel Stimmigkeit haben, sind wir bemüht, eine weitestgehende Übereinstimmung zwischen unseren eigenen Bedürfnissen und der Resonanz auf die größeren Systeme herzustellen.

Fragen zum Nachdenken

Nach welchen Kriterien bewerten Sie die folgenden Dinge:

▸ Ihre Nahrung? Ihre Wohnung? Ihre Einrichtung?

▸ Ihre Arbeitstätigkeit?

▸ Sind die jeweiligen Bewertungen mehr mit einem Lustempfinden verbunden oder werden sie mehr von kulturellen Normen und Werten geprägt?

Resonanz auf größere Systeme

Die Übereinstimmung zwischen den eigenen Bedürfnissen und der Resonanz auf größere Systeme bedeutet dann im positiven Fall, dass jeder z.B. neben der Rolle im Familienleben die Möglichkeit hat, seinen eigenen Bedürfnissen nachzugehen. Oder dass wir unsere Rolle im Beruf ausfüllen und immer noch genügend Zeit für die Familie haben. Dazu kann es auch wichtig sein, dass jeder Zeit und Raum hat, sich zurückzuziehen, dass Mutter oder Vater auch genügend Zeit bekommen, etwas für sich zu tun, genauso wie die/der Berufstätige Zeit zur Entspannung oder für sein Hobby bekommt. Es bedeutet, dass jeder im Alltag Zeiten hat, in denen er mit seiner Energie nach außen geht, also z.B. in die Familie oder andere Gemeinschaften, in den Beruf, in die Kultur, und Zeiten, in denen er nach innen geht und Achtsamkeit für sich selbst findet.

Die unterschiedlichen, motivierenden Bewertungen können integriert werden, indem sowohl innere – egoistische – Bedürfnisse als auch Gruppeninteressen – äußere, altruistische Ziele – in einem rhythmischen Zeitmanagement beachtet werden.

Eine Familie ist ein eigenes Bezugssystem, das in der Verteilung der Rollen von Mutter, Vater und Kind zum Ausdruck kommt. Indem jeder Einzelne seine Rolle übernimmt, stärkt er die Familie.

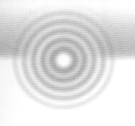

Attraktive Ziele
in den Daseinsdimensionen

In der physikalisch-chemischen Daseinsdimension suchen wir eine wohlige Temperatur, einen frischen Geruch, angenehme Klänge und so viel Sonnelicht, wie uns guttut. Wir vermeiden Kälte, Hitze, Lärm, giftige Gase. Wenn wir das Annäherungsziel z. B. eines Hauses in ruhiger Lage mit einem schönen Ofen und vielen Fenstern vor Augen haben, können wir mit viel Lust und über lange Zeit daran arbeiten, für uns oder die Familie ein solches Haus zu schaffen, damit wir eine angenehme, wohlige physikalisch-chemische Umgebung haben. Auch der Kampf gegen z. B. starken Lärm in der Umgebung kann uns Spaß bereiten, weil wir wissen, dass es der Annäherung an eine angenehme akustische Umgebung dient.

Wer pflanzt sich einen Rosengarten mit Lavendel?

In der vegetativen Daseinsdimension streben wir nach körperlicher Gesundheit, suchen schmackhafte Nahrung und eine nahrhafte, lebendige Umgebung. Wir meiden körperliche Krankheiten, Missempfindungen, Schmerzen, Bedrohungen, Mangel an Nahrung und Sauerstoff sowie die Zerstörung nahrhaft-lebendiger Umgebung. So kann uns der Anbau von Gemüse und Kräutern, das Zubereiten von köstlichen Gerichten als Aktivität zur Annäherung an kulinarischen Genuss schon Lust bereiten. Wie der Annäherungsmodus in dieser Daseinsdimension funktioniert, können wir z. B. auch daran sehen, wie viel Freude Pilzesuchen machen kann. Selbst wenn wir noch keinen gefunden haben, macht es Spaß, aufmerksam suchend durch den Wald zu wandeln – auf einem Weg der Annäherung an leckere Nahrung. Dafür nehmen wir auch unangenehme Umgebungsbedingungen wie z. B. Regen in Kauf, gegen die wir uns mit entsprechender Kleidung schützen.

Zugehörigkeit zur Gemeinschaft

In der sozialen Daseinsdimension suchen wir immer wieder ein Zugehörigkeitsgefühl zur Familie oder einer entsprechenden Gemeinschaft. Wir streben nach stimmigen zwischenmenschlichen Beziehungen, in denen wir lieben und vertrauen können. Wir suchen partnerschaftliche Beziehungen, in denen wir emotional, lustvoll erotisch und auch sexuell befriedigend kommunizieren können. Das Annäherungsziel, der Sinn dieser Dimension ist die Weitergabe des physischen und sozialen Lebens und der damit verbundenen sozialen Beziehungsrollen Vater-Mutter-Kind und der sozialen Rangordnung (z. B. Familienoberhaupt, »Alphatier«). Die Inhalte dieser Rollen ändern sich im Laufe der Evolution.

E-motion bedeutet innere Bewegung, Bewegung von innen heraus. So gehört auch Lust an koordinierter Bewegung vielleicht in Gruppen in diese emotionale Daseindimension.

Wir vermeiden Trennung von anderen Menschen und Isolation von der Familie bzw. Gruppe, wir meiden Zurückweisung und Gewalt. Wir vermeiden die Opferrolle in sozialen Beziehungen; trotzdem gibt es viele Menschen, die sich z. B. für ihre Familie aufopfern.

Um ein Zugehörigkeitsgefühl zur Familie bzw. Gemeinschaft zu erhalten, nehmen viele Menschen erhebliche Verletzungen körperlicher – etwa Schläge – und emotionaler Art – etwa Zwänge oder Zurückweisungen – in Kauf. So opfern sie gewissermaßen Teile ihrer körperlichen und emotionalen Integrität, ihres Heilseins, einer familiären Zugehörigkeit, einer minimalen Kohärenz des sozialen Systems und damit der Weitergabe des Lebens. In diesem Zusammenhang kann auch Lust damit verbunden sein, Opfer für den Zusammenhalt eines größeren Systems zu bringen.

Die Suche nach einem neuen, emotional stimmigen Zuhause bewegt heute viele Menschen: raus aus alten Beziehungsmustern – oft hinein in die virtuelle Beziehungswelt des Internets. Können wir dort finden, was wir uns an Beziehung wünschen?

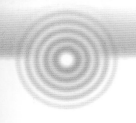

Wenn wir wissen, dass all diese Verhaltensweisen über das Annäherungssystem gesteuert werden, wird auch verständlich, warum manche Menschen, die in der Annäherung an eine ersehnte zwischenmenschliche Beziehung frustriert wurden, ihre Annäherungslust beim Essen suchen, wo sie erfolgreicher waren. Oder sie wenden sich der größeren Daseinsdimension zu, der kulturellen Kohärenz.

In der kulturellen Daseinsdimension steht Lernen – die Entwicklung und die Weitergabe, die Kultivierung von Gelerntem – ganz oben an. Die Zugehörigkeit zu einer Kultur erreichen wir durch Lernen und Arbeiten, durch Können, Wissen und Leistung. Lernen triggert unser Annäherungssystem und damit auch das Lustzentrum.

Hier wird unterschieden zwischen einer mit Sprache verbundenen, gedanklichen Vorstellungswelt, die zur kulturellen Dimension gehört, und einer geistigen Dimension, die auch ohne Worte intuitiv kulturübergreifend Resonanz finden kann.

In der Kultur suchen wir Stimmigkeit in einer Vorstellungswelt, in einem Kommunikationsmittel, in einem Leben in der Sprachwelt oder der Musik oder in einer Bilderwelt. So können Menschen mit einem ausgeprägten kulturellen Engagement in der Beschäftigung mit ihrem Kulturmedium vollständig aufgehen und ihre stimmigen Fließgefühle erleben.

In der globalen Daseinsdimension stimmen wir uns auf etwas ein, das größer ist als das von Menschen Gemachte. Im Laufe verschiedener Kulturen hat es dafür viele unterschiedliche Namen gegeben: »Mutter Erde«, »Großer Geist« sowie die großen Götter von Naturvölkern bis hin zur griechischen Götterwelt. Die Menschen strebten in Gebeten und Ritualen nach stimmiger Verbundenheit mit den übergeordneten Dimensionen. Für die meisten waren Unterschiede zwischen dem globalen und noch größeren Systemen nicht deutlich zu erkennen.

Heute sind die globale Dimension und die Menschheit insgesamt überschaubarer geworden. Den Blick aus dem Weltraum auf den Planeten Erde kennen die meisten Menschen von einem Foto. Bilder

Annäherungs- und Vermeidungsziele in den Daseinsdimensionen

DASEINSDIMENSION	ANNÄHERUNGSZIELE	VERMEIDUNGSZIELE
Physikalisch-chemisch	Sicherheit, gute Luft, stimmiges Sonnenlicht, Wärme, angenehme Klänge	Kälte, Hitze, Lärm, Gifte
Vegetativ	Autonomie, körperliche Gesundheit, schmackhafte Nahrung, lebendige Umgebung	Körperliche Krankheit, giftige, unbekömmliche Nahrung, schlechte Luft, unangenehme Körperempfindungen, Mangel an Nahrung, Umweltzerstörung
Sozial	Soziales Zugehörigkeitsgefühl, Vertrauen, stimmige emotionale zwischenmenschliche Beziehungen und Sexualität, innere und äußere Beweglichkeit, Kommunikation auch mit Tieren (Tierschutz), soziale Führungs-/Täterrolle	Isolierung, Trennung, Angst, Schmerzen, Körperfunktions- und Bewegungsstörungen, Gewalt, Opferrolle
Kulturell	Kulturelle Zugehörigkeit, Lernen der Kulturtechniken, Anerkennung, Leistung, Kreativität, Erfolg, Frieden, Freiheit, Gerechtigkeit, lebendige Umwelt kultivieren, Retterrolle	Diskriminierung / Strafen (»Pranger«), Versagen, Peinlichkeiten, Lächerlichkeit, negative Abhängigkeit, Krieg
Global	Transpersonale / transkulturelle globale (All-)Verbundenheit, Ökumene, Verantwortungsbewusstsein, globaler Umweltschutz, globale Gerechtigkeit, Frieden, Weisheit, guter Wille	Ungerechtigkeit, Krieg, Verantwortungslosigkeit

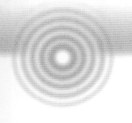

Fragen zum Nachdenken

▸ Was motiviert Sie? Was zieht Sie durchs Leben? Was zieht Sie morgens aus dem Bett?

▸ Aus welcher Daseinsdimension kommt das stärkste und das nachhaltigste Annäherungsziel?

▸ Wo und wann fühlen Sie sich im Annäherungsmodus?

▸ Wo und wann fühlen Sie sich im Vermeidungsmodus?

▸ Können Sie Ihre »Negativität«, Ihren Vermeidungsmodus wertschätzen?

von Menschen aus allen Teilen der Welt sind täglich im Fernsehen zu sehen. Wir müssen feststellen, dass unser Leben das Dasein des Planeten verändert. Der biblische Auftrag: »Macht euch die Erde untertan!« ist potenziell ausgeführt. Wir müssen allerdings noch lernen, dass wir dann für das Leben der Erde verantwortlich sind. Gleichzeitig lässt es uns in Richtung noch größerer Systeme blicken. Welche geistigen Daseinsdimensionen gibt es noch für Sie, mit denen Sie stimmige Verbundenheit suchen bzw. finden können?

Bedürfnis-
kommunikation
Wünsche und Ziele vermitteln

Die Befriedigung unserer Bedürfnisse erscheint uns immer wieder als attraktives Annäherungsziel. Dabei spielen für unsere Gesundheit nicht nur physische, sondern auch emotionale und geistige Bedürfnisse, Wünsche und Ziele eine wichtige Rolle. So zeigt sich heute in immer größerem Ausmaß, dass sich physische wie psychische Erkrankungen dort häufen, wo Menschen nicht in der Lage sind, ihren emotionalen und geistigen Bedürfnissen nachzugehen bzw. diese überhaupt erst einmal wahrzunehmen.

Krankheiten kommen viel häufiger in sozialen Schichten und Familien vor, in denen zwar fast alle physischen Bedürfnisse befriedigt werden – genug zu essen, ein Dach über dem Kopf, genügend Kleidung zu haben –, die aber nicht wissen, wie bedeutsam emotionale Beziehungen und geistige Beschäftigung sind. Sogar die Lebenserwartung ist dort z. T. um 15 Jahre geringer. In Harlem, dem schwarzen Armenviertel von New York, ist die durchschnittliche Lebenserwartung sogar geringer als in Bangladesch. Indem wir uns mit psychischen Grundbedürfnissen beschäftigen, befassen wir uns also nicht mit psychologischer Wohlstandskosmetik, sondern mit äußerst bedeutsamen Gesundheitsfaktoren.

Menschliche Grundbedürfnisse sind ihrer Definition nach in ihrem Wesen bei allen Menschen auf der Erde gleich. Die Inhalte dieser

»Psyche« ist hier als individuelle Resonanz auf soziale, kulturelle und geistige Systeme definiert. So beziehen sich »psychische Grundbedürfnisse« auf das Dasein in den sozialen, kulturellen und geistigen Kontexten.

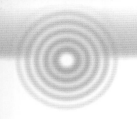

Bedürfnisse allerdings sind durch Umwelt, Familie, Kultur und Religion geprägt. Diese Grundbedürfnisse sollten allgemeine Anerkennung finden – soweit sind sich wohl die meisten einig. Schwieriger wird es, wenn es um den Grad und die Art und Weise der Befriedigung dieser Bedürfnisse geht – wenn etwa das Bedürfnis nach Nahrungsaufnahme zur Fress- und Fettsucht wird.

Zur Salutogenese wollen wir einen Umgang mit unseren Bedürfnissen finden, der uns nachhaltig guttut. Dabei treten die Kommunikation unserer Bedürfnisse, Wünsche und Ziele mehr und mehr in den Vordergrund.

Motivierende Grundbedürfnisse – neu verstanden

Allgemein können alle Grundbedürfnisse auf eines zurückgeführt werden: auf das Bedürfnis nach stimmiger Integration in die unterschiedlichen Daseinsdimensionen. Die Unterschiedlichkeit der Grundbedürfnisse können wir als eine Folge der Unterschiede der Daseinsdimensionen verstehen, auf die sich das jeweils aktuelle Bedürfnis bezieht. Um uns in die materielle Welt zu integrieren, müssen unsere Bedürfnisse nach Sicherheit, schützender Abgrenzung, nach Wärme, Sauerstoff und Licht hinreichend befriedigt werden. Damit wir am Leben überhaupt teilhaben, d. h. vegetieren können, müssen unsere Nahrungsbedürfnisse hinreichend befriedigt werden. Unsere sinnlichen und emotionalen Bedürfnisse verbinden uns mit anderen Menschen. Um uns in die Kultur zu integrieren, erlernen wir das Sprechen und andere Kulturtechniken. Um uns bewusst als Teil der ganzen Menschheit zu empfinden, entwickeln wir ein globales Verantwortungsbewusstsein.

Aus dieser systemischen Sichtweise heraus wird auch das Zusammenspiel von außen angeregter – extrinsischer – und innerer – intrinsischer – Motivation verständlich.

Grundbedürfnisse und Daseinsdimensionen

DASEINSDIMENSION	GRUNDBEDÜRFNISSE IN RESONANZ MIT DEN DASEINSDIMENSIONEN
Übergeordnet	Streben nach Stimmigkeit, Kohärenz; Lösen von Unstimmigkeit; Entwicklung und Evolution
Global	Sinnerfüllung, Verantwortungsbewusstsein
Kulturell	Lernen und Verstehenwollen, Neugier; Erfolg; Anerkennung
Sozial	Zugehörigkeitsgefühl, Liebe, Vertrauen, »Bindung«, Sexualität, soziale Rolle
Vegetativ	Lebenswille, Sicherheit, Autonomie; Regulation des Stoffwechsels, Befriedigung physischer Bedürfnisse; Wunsch nach Kontrolle und Macht in Bezug auf Gefahren
Physikalisch-chemisch	Sichere Umgebung

Wenn wir uns in eine Kultur integrieren wollen, ist es einleuchtend, dass wir die Regeln, Werte und Normen der Kultur verinnerlichen – bis wir möglicherweise merken, dass sie mit unserem Leben nachhaltig unstimmig sind, dass sie uns nicht guttun. Dann ignorieren oder kritisieren wir diese Normen, gehen in Opposition und wehren uns – zuerst diejenigen, die ein sensibles Vermeidungssystem haben. Dann entwickeln wir Alternativen.

Tragen Sie zu jeder Dimension Ihre Bedürfnisse, Wünsche und Ziele ein. Welche haben Sie für sich selbst (physisch, individuelle Autonomie), in Bezug zu Familie und Gemeinschaft (sozial), zu Gesellschaft, Kultur, Beruf und Politik (kulturell) sowie global?

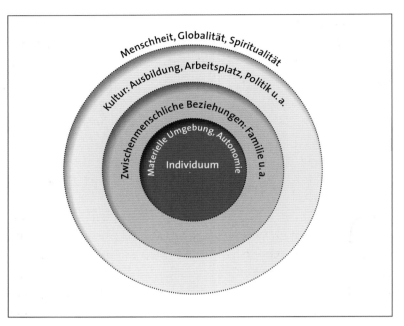

Sicherheit und Autonomie

Zu den physischen Bedürfnissen zählen insbesondere die nach körperlicher Sicherheit, hinreichend guter Luft und Nahrung, nach Wärme, Licht und Dunkelheit sowie nach Bewegung und Ruhe.

Das Bedürfnis nach Sicherheit bezieht sich zum einen auf eine verträgliche materielle Umgebung und zum anderen darauf, dass wir uns sicher fühlen können in Bezug auf physische Bedrohungen durch Tiere oder andere Menschen.

Wir fühlen uns dort sicher, wo wir in unsere Mitmenschen oder die umgebende Tierwelt vertrauen. Wenn wir in einer überwiegend gefährlichen Umwelt leben, ist es für uns und unser Gefühl von Sicherheit wichtig, dass wir die Gefahren kontrollieren und damit handhaben können.

Das Bedürfnis nach Sicherheit drückt sich auch oft in einem Streben nach Macht und Kontrolle über andere aus. So ist im Machtstreben häufig ein darunterliegendes Bedürfnis nach Sicherheit mit einem Mangel an Vertrauen zu finden.

Zugehörigkeitsgefühl

Grossarth-Maticek hat in seinen »Heidelberger Studien« auch einen Zusammenhang zwischen Zugehörigkeitsgefühl, Süchten und gesunder Lebensdauer feststellen können (siehe S. 204). Menschen mit einem guten Zugehörigkeitsgefühl haben demnach eine viermal größere Chance, gesund alt zu werden, als Menschen mit mangelhaftem Zugehörigkeitsgefühl. Diese Ergebnisse passen gut zu den Forschungen an Affen und Ratten: Tiere, die früh von der Mutter getrennt wurden, wiesen im Vergleich zur Kontrollgruppe ein höheres Sucht- und Aggressionspotenzial sowie Störungen des Serotoninstoffwechsels auf.

Wenn das Bedürfnis nach Zugehörigkeit häufig frustriert wird, entsteht leicht Aggressivität. Moderne Hirnforscher und Psychotherapeuten wie z. B. Prof. Joachim Bauer aus Freiburg (siehe S. 204) konnten zeigen, dass es keinen angeborenen Aggressionstrieb gibt. Aggressivität etwa von Jugendlichen ist der verzweifelte Versuch, durch Konflikt eine Zugehörigkeit zu erreichen.

Ein starkes Zugehörigkeitsgefühl vervierfacht die Chance auf ein langes gesundes Leben.

Über das Bedürfnis nach stimmiger Zugehörigkeit zu einer Gemeinschaft ist in den vorangegangenen Kapiteln schon einiges zu lesen gewesen. Deshalb hier nur eine Ergänzung zum Thema »Sexualität«. Das sexuelle Bedürfnis besteht in einer Anziehung zwischen zwei Individuen, die eine stimmige Verbindung in der sexuellen Vereinigung suchen. In der Entwicklungsgeschichte kennzeichnet es einen Meilenstein zur biologischen Kooperation.

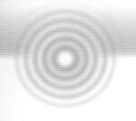

Bei dem Bedürfnis nach Sinnlichkeit und Sexualität stehen außer physischen Regungen die emotionalen Aspekte im Vordergrund. Individuell nehmen viele ihr sexuelles Bedürfnis als wichtigen Antrieb zu sozialem Verhalten wahr. So hatte der Begründer der Psychoanalyse, Sigmund Freud, die Libido als grundlegenden Trieb und damit auch als Antrieb für unser Verhalten beschrieben.

Sexualforscher haben herausgefunden, dass für unser Sexualverhalten unsere zwischenmenschlichen Beziehungen wichtiger sind als der Hormonspiegel, dass die Regulation des Hormonspiegels zum erheblichen Teil sogar von den sozialen Beziehungserfahrungen abhängt. So scheint eine soziale Verbundenheit im sexuellen Verlangen physische Resonanz, Ausdruck und Bestätigung zu finden. Demnach ist auch in der Sexualität eine Wechselbeziehung zwischen einzelnen Menschen in ihrem Übersystem maßgeblich. So ist das sexuelle Bedürfnis sowohl ein physisches als auch ein soziales. Es verbindet in besonderem Maße Körper mit Emotionen sowie den Einzelnen mit seinen nahen Mitmenschen. In der Sexualität sehen wir auch die Beziehungsgrundlage einer Familie, zum Weitergeben des Lebens. Eine Integration des sexuellen Bedürfnisses in das soziale Leben bildet eine wichtige Grundlage für ein Zugehörigkeitsgefühl als Erwachsener.

Heute scheint sexuelles Verlangen mehr eine physische Resonanz auf soziale Beziehungen zu sein als ein rein körperlich verursachter Trieb.

Sexuelle Kommunikation

Wie stark eine Bedürfnisbefriedigung ein kommunikatives Abenteuer ist, haben wohl die meisten Menschen zumindest bei ihren ersten Versuchen erfahren, ihr sexuelles Bedürfnis an die Frau bzw. den Mann zu bringen. Die Kommunikation beginnt meist unterhalb unserer Bewusstseinsschwelle durch sexuelle Geruchsstoffe, Stimme und Körperhaltung, gefolgt von Blicken, Gesten und schließlich auch Worten. Bevor wir sprechen, gab es schon viele Versuche, implizit eine Übereinstimmung herzustellen. Die häufigste Annäherung an Sex und die Übereinkunft zum Sex erfolgt durch Streicheln – viel seltener durch verbale Kommunikation. Worte werden vielmehr gebraucht, um Hindernisse zu artikulieren und aus dem Weg zu räumen.

Sexualität ist eine höchst dialogische lustvolle Kommunikation zwischen einem »Ich« und einem »Du«. Diesen tänzerischen Dialog auf einen individuellen Trieb oder ein physisches Bedürfnis zu reduzieren, würde sehr einsam machen und der Sexualität den größten Teil der Lust und auf jeden Fall die Freude an einer Befriedigung und folgende Zufriedenheit nehmen.

Aus einer Reduktion von Sex auf individuelle Triebbefriedigung folgt logisch ein Boom von Pornografie und Selbstbefriedigung, weil der lustvolle und spannende Dialog gänzlich ausgeblendet wird.

Neugier – verstehen wollen

Warum zieht uns Unbekanntes wie magisch an? Warum sind gesunde Menschen wissbegierig? Warum forschen manche Menschen und vergessen dabei ihr Bedürfnis nach Essen und Schlaf? Lernen kann mehr Lust machen als Sex.

Dass Lernen, Verstehenkönnen, Problemlösen und Weisheit Grundbedürfnisse sind, wird gerade erst wieder durch die aktuelle Hirnforschung bestätigt. So erscheinen diese attraktiven kulturellen Qualitäten als Bedürfnisse, die uns in die Kultur hineinziehen und mit der Kultur verbinden.

Der Psychiatrieprofessor und Neurowissenschaftler Manfred Spitzer fasst in seinem Buch *Lernen* (siehe S. 208) den Zusammenhang von Dopamin, Lernen und Lust wie folgt zusammen: »Das […] Dopaminsystem [gemeint ist das hier als »Annäherungssystem« bezeichnete] ist für die Bewertung von Reizen zuständig. […] Bedeutsam ist, was neu ist, […] was für uns gut ist und vor allem was für

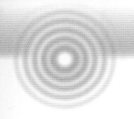

uns besser ist, als wir zuvor erwartet hatten. Dieses System treibt uns um, motiviert unsere Handlungen und bestimmt, was wir lernen.« Mit Lernen, Kreativität, Leistung, Wunsch nach Anerkennung und Erfolg gehen wir in Resonanz mit Schwingungen der kulturellen Dimension. Sie zeigen unsere Motivation im kulturellen Dasein. Wir stimmen uns in die Kultur ein.

Wir stimmen uns in die Kultur ein. Die moderne Zivilisation wie auch alte Kulturen sind sowohl Anreiz als auch Produkte dieses menschlichen Grundbedürfnisses, der Neugier, des Verstehenwollens.

Kulturelle Kommunikation

Wenn wir etwas gelernt haben, suchen wir eine Bestätigung. Wir wollen wissen, ob das Gelernte zutrifft. Je nachdem, um welchen Zusammenhang es sich handelt, brauchen wir unterschiedliche Bestätigung. Wenn es um Zusammenhänge geht, die wir selbst erleben, beobachten oder in Beziehungen fühlen, finden wir eine Bestätigung durch Wiederholung der Erfahrung, also des Vorgangs. Wenn es sich um abstraktere Kulturtechniken und Zusammenhänge fern unseres Erfahrungsraums handelt, bedarf es einer Bestätigung, einer Anerkennung durch kulturelle Autoritäten, damit wir ein Gefühl bekommen, dass wir etwas erfolgreich gelernt haben. Das Gleiche gilt für Leistungen, an denen sich Gelerntes zeigen kann. Das Bedürfnis zu lernen kann so auch mit einem Bedürfnis nach Erfolg und Anerkennung – kultureller Resonanz – verknüpft sein.

Sinnerfüllung – Selbstverwirklichung

Vielleicht denken Sie bei »Bedeutsamkeit« an etwas Großes, an Mutter Teresa, einen Astronauten oder den Lehrerberuf. Für viele ist der Begriff »Bedeutsamkeit« mit anerkannten kulturellen oder gar religiösen Großtaten verbunden.

Fragen zum Nachdenken

Menschen können auf sehr unterschiedliche Arten ein Gefühl von Zugehörigkeit entwickeln.

▸ Wie war es in Ihrer Kindheit?

▸ Welche Person hat Ihnen vornehmlich das Gefühl der Zugehörigkeit vermittelt? Wie hat diese Person das gemacht?

▸ Durch welche Handlungen, Gesten oder Kontakte ist bei Ihnen damals dieses wichtige Gefühl entstanden?

▸ Wo und wodurch erleben Sie es heute in Ihrer Familie und in anderen kleinen Gruppen oder einer Gemeinschaft?

▸ Welche Bedürfnisse und Wünsche haben Sie im direkten Kontakt mit Mitmenschen, die Ihnen nahestehen?

▸ In welchen kulturellen Institutionen fühlen Sie sich zugehörig?

▸ Fühlen Sie sich einer Kultur oder kulturellen Richtung zugehörig?

▸ Was haben Sie bisher in Ihrem Leben unternommen und geleistet, um zur Kultur dazuzugehören?

▸ Wie können Sie ein Bewusstsein von Zugehörigkeit zur Menschheit und größeren Systemdimensionen erlangen?

Wenn wir auf ein großes Ganzes blicken, ist jedes Teil des Ganzen gleichermaßen bedeutsam, ungeachtet seiner Größe – denn das Ganze wäre nicht mehr das Ganze, wenn auch nur ein kleines Teilchen fehlte.

Hier geht es aber nicht um eine Bewertung nach äußeren vergleichenden Maßstäben, sondern um ein ganz subjektives Gefühl von Bedeutsamkeit, um das Gefühl und Bewusstsein, seinen individuellen Sinn zu erfüllen, sich selbst umfassend zu verwirklichen. Es kann natürlich sein, dass man seine individuelle Sinnerfüllung in einem kulturell anerkannten Lehrerberuf, als Priester oder Arzt findet, es kann aber genauso gut sein, dass man sie als Mutter oder Vater oder auch als Taxifahrer oder Müllwerker findet. Jeder Mensch hat ein ganz individuelles Empfinden, sich selbst zu verwirklichen, das zu leben, was er ist, das auszubilden und zu gestalten, was er als Po-

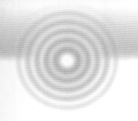

tenzial in sich trägt. Das Grundbedürfnis nach Selbstverwirklichung strebt nach Stimmigkeit in allen Dimensionen des Daseins. Wenn in einer Dimension die Unstimmigkeit zu groß wird, erleben wir dies als bedeutsam und sind motiviert, ein Verhalten zu entwickeln, das etwas mehr Stimmigkeit herstellt. Ebenso kann die Unstimmigkeit zwischen den verschiedenen Dimensionen so bedeutsam sein, dass wir aktiv werden, um sie zu mildern. Ein Beispiel dafür ist die Vereinbarkeit von Familienleben und Beruf, die »Work-life-balance«.

Die Bedeutsamkeit ergibt sich für jeden Menschen aus der ganz subjektiven Unstimmigkeit, die ihm in seinem Leben aktuell oder auch längerfristig wichtig ist und von der er glaubt, sie zumindest etwas lösen zu können.

Damit wir in Richtung der Stimmigkeit aktiv werden – nicht nur passiv-konsumierend –, hat die Natur im Laufe der Evolution u. a. das Annäherungssystem herausgebildet, das uns für das Aktivwerden mit einem Gefühl der Lust belohnt.

Kohärenz als Ziel – Lust als Treibstoff

Das Streben nach Kohärenz ist ein übergeordnetes Bedürfnis. Das bedeutet, dass Stimmigkeit das übergeordnete innere Ziel all unserer intrinsischen Motivation ist, dass wir es in jedem einzelnen Grundbedürfnis wiederfinden – als Bedürfnis nach stimmiger Verbundenheit in jeder Daseinsdimension.

Welche Rolle spielt dann die Lust? Viele Psychologen betrachten das Verlangen nach Lust ebenfalls als Grundbedürfnis. Auch Lust ist an allen Bedürfnissen beteiligt – allerdings nicht als Ziel, sondern als Aktivator, als Antreiber, als Treibstoff. Ganz gleich, welchem Bedürfnis wir gerade nachgehen: Es ist mit Lust verbunden. Über unser Annäherungssystem, das aktiv wird, wenn wir uns einer Bedürfnisbefriedigung annähern wollen, wird das Lustzentrum angeregt, und Dopamin und andere Botenstoffe werden ausgeschüttet. Dadurch werden unsere Aufmerksamkeit weiter fokussiert und die Handlungsbereitschaft angeregt.

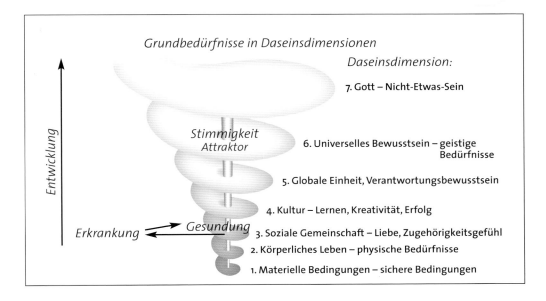

In dieser neuen Sichtweise der Grundbedürfnisse sind dies also im Grunde die Bedürfnisse, die darauf ausgerichtet sind, in jeder Systemdimension eine stimmige Verbundenheit zu finden. Weiter streben wir längerfristig nach einer stimmigen Integration unserer Resonanz in den unterschiedlichen Daseinsdimensionen. Insofern ist Stimmigkeit das übergeordnete Ziel.

Bedürfnisbefriedigung und Kommunikation

Wenn von Bedürfnissen gesprochen wird, ist heute immer noch fast ausschließlich vom Individuum die Rede. Deshalb bezieht sich Bedürfnisbefriedigung ausschließlich auf eine Befriedigung des In-

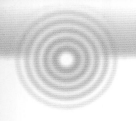

dividuums – ganz ähnlich wie in den ebenso alten wie verbreiteten Konzepten der Triebbefriedigung. Diese isolierte, individualisierte Betrachtungsweise menschlicher Bedürfnisse und ihrer Befriedigung führt konsequenterweise zu einer stark konsumorientierten Kultur, die im Wesentlichen einer Triebbefriedigung dient. Damit werden Suchttendenzen im Individuum verstärkt, da der einzelne Mensch bei seiner Suche nach Sinnhaftem von der konsumorientierten Kultur auf die individuelle Befriedigung seiner Bedürfnisse zurückgeworfen wird.

Alles, was ist, ist Folge von Kommunikation und Resonanz. Resonanz ist sowohl Ursprung von Bedürfnissen als auch der Weg zur Erfüllung dieser Bedürfnisse.

Wenn wir aber der Tatsache gerecht werden wollen, dass kein Mensch alleine auf der Welt ist und schon gar nicht seine Bedürfnisse alleine befriedigen kann, ohne in Kontakt mit seiner Umgebung zu treten, rückt die Kommunikation in den Fokus. Wir betrachten das Wechselspiel des Menschen mit anderen Systemen.

Ein Kind entsteht aus einer Vereinigung, einer lustvollen, dialogischen Kommunikation von Frau und Mann und nicht aus der sexuellen Bedürfnisbefriedigung eines isolierten Menschen. Es wird aus der symbiotischen kommunikativen Einheit mit der Mutter geboren und kann nur durch die Kommunikation seiner Bedürfnisse mit der Mutter leben.

Gleichzeitig ist es wirksamer Bestandteil der Familie. Sein Dasein ist ein Beitrag zum Bestand der Familie. Durch das Kind wird die Familie erst zu der Familie, die sie ist – ohne ein Kind wäre es noch keine Familie. So gesehen erscheint sein Dasein auch als existenzielles »Bedürfnis« der Familie. Und alle Bedürfnisbefriedigung des Kindes dient eben auch dem Daseinsbedürfnis der Familie. So sind die individuellen Bedürfnisse des Kindes in das »Bedürfnis« der Familie eingebettet, ihre Existenz und Kohärenz herzustellen, zu erhalten oder zu erweitern. Und das Kind ist in Resonanz mit diesem Kohärenzbedürfnis der Familie.

Jede Bedürfnisbefriedigung ist ein kommunikativer, mehr oder weniger dialogischer Vorgang. Wenn wir essen, setzen wir uns mit der Nahrung auseinander. Ein Kind steht mit seinem Bedürfnis nach Nahrungsaufnahme, seinem Hunger, in Kommunikation mit seiner Mutter oder einer anderen Bezugsperson. Es gibt keine isolierte Bedürfnisbefriedigung. Selbst bei der Selbstbefriedigung befindet man sich in einem Dialog mit inneren Bildern von Dialogpartnern. Auch um der Tatsache gerecht zu werden, dass es Menschen gibt, die gesund sehr alt geworden sind, obwohl sie verschiedene Grundbedürfnisse nicht befriedigt haben, müssen wir die Bedürfniskommunikation in Betracht ziehen.

Wie ein Bedürfnis entsteht und wie es kommuniziert wird

Ein Bedürfnis wie z. B. Hunger entsteht durch eine Abweichung des aktuellen Zustands, des Istwerts vom Sollwert; beim Hunger weicht der Blutzuckerspiegel vom Sollwert ab. Das Bedürfnis nach Zugehörigkeitsgefühl entsteht erst dann, wenn man sich getrennt fühlt. Deshalb fällt es Dazugehörigen auch oft so schwer, diejenigen zu verstehen, die sich ausgeschlossen fühlen.

In dem Moment, in dem ein Bedürfnis befriedigt ist, verschwindet es. Demnach ist fraglich, ob man von menschlichen Grundbedürfnissen so sprechen kann, als seien sie permanent vorhanden. Die Folge einer solchen Sichtweise wäre, dass man permanent isst, solange man irgendwie kann, weil man glaubt, man hätte ein Grundbedürfnis nach Nahrungsaufnahme. Das Gleiche gilt für Sexualität. In einem solchen Verständnis von Grundbedürfnis mag auch eine Ursache für die Zunahme von Übergewichtigen und den großen

Ein gesundes Altwerden bei sexueller Abstinenz lässt den Schluss zu, dass nicht jedes Grundbedürfnis befriedigt werden muss, sondern dass es auch möglich ist, auf manches zu verzichten. Es genügt bisweilen, es anzuerkennen.

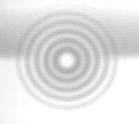

Umsatz von Viagra liegen. Hilfreicher wäre eine Vorstellung von rhythmischen Bedürfnissen, die auftauchen und wieder verschwinden können und dabei stark von äußeren Gegebenheiten abhängen. So wie es eben mit dem Hunger, der Sexualität und auch vielen anderen Bedürfnissen tatsächlich der Fall ist.

Dabei kennen die Bedürfnisse sehr unterschiedliche Rhythmen und Bedingungen. Das Bedürfnis nach genügend Sauerstoff lässt uns meist nach einigen Sekunden wieder atmen. Das Bedürfnis nach Nahrung bringt uns alle paar Stunden zum Essen. Das Bedürfnis nach Sex treibt manchen täglich, andere alle Jahre oder gar Jahrzehnte wieder zu einem Partner – je nach Beziehungen und Alter. Das Bedürfnis, etwas Neues zu lernen, hat noch unbestimmtere oder unmerklichere Rhythmen und hängt sehr stark von verschiedenen Beziehungen wie z. B. zu kulturellen Institutionen, ihren Vertretern und insbesondere auch zu den Kulturtechniken wie Sprache und Gestaltungswerkzeugen ab.

Das Bedürfnis nach Sinnerfüllung taucht als bewusste Lebensfrage oft erst auf, wenn die Kinder groß sind und das Haus verlassen oder wenn man in einer Lebenskrise steckt.

Elementare Bedürfniskommunikation

Ob wir mit unseren Bedürfnissen zufrieden leben können oder nicht, hängt wesentlich davon ab, wie wir sie kommunizieren. Dabei spielt sich – abhängig vom Verlauf der Kommunikation – etwa folgender Vorgang ab. Als Beispiel sei ein Säugling genannt, der Hunger bekommt. Die Wahrnehmung seiner Stoffwechselgrößen zeigt eine zunehmende Abweichung des Istwerts vom Sollwert an. Er wird unruhig. Die Abweichung erscheint ihm zunehmend bedeutsam, sodass er aktiv wird. Zunächst dreht er den Kopf und sucht mit seinem Mund nach der Brust oder Flasche, die ihm Befriedigung verspricht. Bei diesen ersten Suchaktivitäten werden schon Hormone und Botenstoffe – besonders Noradrenalin und Dopamin –

ins Blut bzw. ins Gehirn abgegeben, die den Säugling wacher werden lassen und die Aufmerksamkeit auf sein Ziel ausrichten, Nahrung zu bekommen. Wenn er nichts findet, was ihn befriedigen könnte, beginnt er, sich immer heftiger bemerkbar zu machen. Die Erregung steigt. Dabei empfindet er schon eine Art Lustgefühl, das durch Dopamin erzeugt wird und ihn so für seine Aktivität belohnt. Er beginnt zu schreien, bis endlich die ersehnte Mama kommt und ihm die Brust gibt. Das ist die befriedigende Antwort in seiner Bedürfniskommunikation. Er saugt nun voller Lust.

Ausgelöst durch die Antwort werden nun auch andere Botenstoffe ausgeschüttet, die ihm ein Hochgefühl vermitteln: Endorphine, quasi körpereigenes Morphium, und das »Liebes- oder Bindungshormon« Oxytozin, das gleichzeitig auch bei der Mutter vermehrt ausgeschüttet wird. Jetzt sind beide – Säugling und Mutter – in Resonanz eng aufeinander abgestimmt. Diese stimmige Verbundenheit ist ein wichtiges Stimmigkeitserleben für den Säugling, wodurch Kohärenzgefühl geschaffen wird.

Jetzt ist der Säugling befriedigt, entspannt sich und ist zufrieden. Soweit sind diese Vorgänge inzwischen von der Hirnforschung untersucht und festgestellt. In dem erreichten Zustand der Zufriedenheit wird vermutlich der Stoffwechsel des Botenstoffs Serotonin erhöht und gesund reguliert. Dem Serotonin wird eine übergeordnete Rolle in der Regulation der Emotionen zugeschrieben. Der Serotoninstoffwechsel wird vermindert und gestört, wenn Säuglinge und auch Säugetiere wie etwa Ratten früh von der Mutter getrennt werden – wenn eine stimmige Kommunikation also unterbrochen oder verhindert wird. Solche frühen Trennungen führen in der Jugend und im Erwachsenenalter zu einer Anfälligkeit für Suchtmittel und vermehrter Aggressivität oder auch Depressivität. Die modernen Medikamente gegen Depressionen erhöhen den Serotoninspiegel

Wenn der Vater dabei zusieht, wie das Kind gestillt wird, wird auch bei ihm vermehrt Oxytozin ausgeschüttet, und das Familienglück ist perfekt. Offenbar genügen die Spiegelneurone zur Aktivierung dieser Liebeshormone.

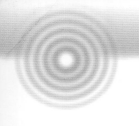

und versuchen auf diese Art, die durch unstimmige Kommunikation entstandene biochemisch-physiologische Störung der Verschaltung wieder zu reparieren. In Kombination mit Psychotherapie kann das auch gelingen.

Der hier skizzierte neuropsychologische Vorgang begleitet jede Bedürfnisbefriedigung und Bedürfniskommunikation – ganz gleich, ob es sich um Pilzesuchen, Sex, Problemelösen oder eine Annäherung an eine mystische All-Einheit handelt. Dabei sind die meisten neurologischen und biochemischen Vorgänge im Gehirn *Folge der stattfindenden Kommunikation* und ohne diese nicht zu verstehen. Gefühle und Gedanken sind im Wesentlichen Resonanzvorgänge in Kommunikationsprozessen. Gefühle wie Vertrauen, Liebe, Angst, Wut, Traurigkeit und Verzweiflung entstehen im Verlauf von Bedürfniskommunikation.

Ein Bedürfnis führt zur physischen Erregung und Äußerung des Bedürfnisses. Je nach Antwort kommt es zur Entspannung oder zu einem verzweifelten Suchen in verschiedene Richtungen.

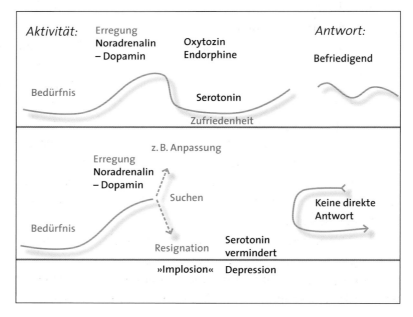

Zufriedenstellende Bedürfniskommunikation

Wie können wir unsere Bedürfnisse erfolgreich, also zufriedenstellend kommunizieren? Ein Säugling meldet sich mit Schreien, wenn er ein bedeutsames Bedürfnis hat. Die Bezugspersonen dürfen dann erfühlen und raten, was er möchte, was er braucht. Oft machen sie es sich einfach und denken immer nur an dasselbe: Hunger. Wenn diese Antwort zutrifft – und die Chance ist relativ hoch –, wird das Kind zufrieden. Wenn die Antwort nicht zutrifft, kann es sein, dass das Kind sie nach einigem Protest dann doch annimmt – sozusagen als Ersatzbefriedigung anstelle der ersehnten Antwort. Das kann so weit gehen, dass das Kind sein ursprüngliches Bedürfnis – vielleicht emotionale Geborgenheit – ganz vergisst und bewusst nach Ersatzbefriedigung – Nahrung – sucht, wenn das eigentliche Bedürfnis im Unterbewussten auftaucht.

Insbesondere das Grundbedürfnis nach Zugehörigkeitsgefühl zur sozialen Gruppe wird durch unterschiedlichste Kommunikationsvorgänge hergestellt. Zu Beginn des Lebens entsteht es durch eine stimmige Antwort auf die Äußerung physischer Bedürfnisse wie Wärme, Durst und Hunger – wobei das richtige Verstehen des Bedürfnisses sich besonders positiv auf die Bildung eines sozialen Zugehörigkeitsgefühls auswirkt. In Blickkontakten und Lächeldialogen kommt es zu zwischenmenschlicher Resonanz, die ein Gefühl von Verbundenheit schafft. Zunehmend wird das Zuhören wichtig, wenn das Kind etwas erzählen will.

Beim Ausdruck starker Emotionen aus einer Abwehrhaltung im Vermeidungsmodus heraus – beispielsweise Wut – ist das Verständnis der Bezugsperson besonders wichtig. Hinter dem Gefühl von Wut steht meist ein Bedürfnis nach Gesehen- und Verstandenwerden

Allen Bedürfnissen liegt das Bedürfnis nach Resonanz zugrunde. Alle Bedürfnisse werden durch Resonanz gestillt.

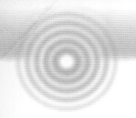

sowie nach einem Zugehörigkeitsgefühl. Wut ist oft der verzweifelte Versuch eines Menschen, wenn er das Gefühl hat, nicht gesehen, verstanden und beachtet zu werden – der Versuch, Aufmerksamkeit auf sich zu lenken, um endlich gesehen und gehört zu werden. Versuchen Sie, das Kind bei einem Wutanfall nicht noch zu bestrafen, sondern versuchen Sie stattdessen, sein dahinterliegendes Anliegen zu verstehen.

Auf jedes Signal, das wir erhalten, können wir mit einer stimmigen Antwort reagieren, die zu einem größeren Kohärenzgefühl zwischen uns und unserer Umgebung führt.

Signale und stimmige Antworten

SIGNAL	ANTWORT
Blicken	Blickkontakt
Suchbewegungen	Körperkontakt
Schreien	Bedürfnisbefriedigung, Schutz, Sicherheit
Lächeln	Freundliche Zuwendung
Erzählen	Zuhören, Verständnis
Wut	Verstehen wollen und sein Verhalten ändern
Anpassung, Nachahmung u. Ä.	Anerkennung, vielleicht danken
Eigenen Willen zeigen	Vertrauen haben, Wertschätzung
Ideen, Gedanken	Verständnis, Zustimmung
Wege gehen	Vertrauen, begleiten oder verabschieden
Danken	Freude, Genugtuung

Ebenso können Sie versuchen, wenn Sie selbst wütend sind, Ihr dahinterliegendes Bedürfnis auszudrücken. Sagen Sie beispielsweise in der entsprechenden Situation zu Ihrem Dialogpartner: »Ich spüre gerade Wut in mir. Dabei wünsche ich mir sehr, dass du dir Mühe gibst, mich zu verstehen und ernst zu nehmen. Ich habe oft das Gefühl, du beachtest mich gar nicht.«

Damit wir durch unsere Kommunikation eines Bedürfnisses zufrieden werden, reicht es oft, wenn wir eine verständnisvolle Antwort auf unsere Mitteilung bekommen. Es braucht nur ab und zu eine Befriedigung sein. So können sich schon Säuglinge durch eine verständnisvolle Zuwendung vonseiten der Mutter auch dann beruhigen lassen, wenn sie Hunger haben. Wichtiger als eine sofortige Befriedigung ist meist eine empathisch verständnisvolle Antwort auf die Bedürfnisäußerung – das gilt für die psychischen Grundbedürfnisse noch in weit größerem Umfang.

Emotionen und Bedürfniskommunikation

Wie wir oben gesehen haben, entstehen unsere Emotionen im Verlauf unserer Bedürfniskommunikation. Wenn unsere Bedürfnisse als Kind oft übersehen wurden und sich deshalb das Gefühl von Wut im Gehirn eine Schnellstraße gebahnt hat, neigen wir als Erwachsene eventuell dazu, bei Kleinigkeiten wütend zu reagieren. Dann ist es angebracht, kurz innezuhalten, zu überlegen, welches Bedürfnis, welcher Wunsch hinter der Wut steht und eben dieses zu kommunizieren, anstatt die Wut auszutoben.

Dieses Vorgehen können wir verallgemeinern: Hinter jeder störenden Emotion steckt ein Bedürfnis, ein tieferer Wunsch. Und wir tun

Durch verständnisvolles Annehmen von Bedürfnissen und Wünschen können wir zu einem freieren Umgang mit ihnen und miteinander finden. Wir brauchen nicht »müssen«.

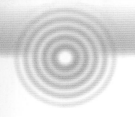

gut daran, wenn wir dieses Bedürfnis mitteilen – jedenfalls dann, wenn wir mit den Dialogpartnern im Gespräch bleiben wollen. Wenn derlei »Störgefühle« wiederholt auftreten, ist es angebracht, sich an eine frustrierende Bedürfniskommunikation in der Kindheit zu erinnern. Wenn man sich das dort frustrierte Bedürfnis bewusst macht und es wichtig genug nimmt, kann man es in Zukunft ganz bewusst kommunizieren. Damit erhält es eine neue Chance auf Anerkennung und zumindest teilweise Befriedigung.

Wenn ein Kind wiederholt oder sehr traumatisch in eine hilflose Situation gebracht wird, in der seine Integrität nicht geachtet, sondern verletzt wurde, fühlt es sich als Opfer. Aus dieser Opferrolle möchte es heraus.

Das Dramadreieck dominiert die Kommunikation

Eine ganz spezielle – allerdings sehr weitverbreitete – Beziehungsdynamik entwickelt sich aus dem Bedürfnis nach Sicherheit, wenn eine solche Verletzung stattgefunden hat, dass ein Mensch sich als Opfer fühlt und aus diesem Gefühl nicht wieder herauskommt. Weil wir durch unser tiefes, schon biologisch angelegtes Bedürfnis nach Sicherheit bestrebt sind, uns aus der Verletztheit in der Opferrolle herauszubewegen, suchen wir meist in zwei Richtungen nach Sicherheit: Entweder wehren wir uns und bekämpfen bzw. vermeiden den Täter oder wir suchen Schutz bei einem Retter. In ersterem Fall ist unser Vermeidungssystem aktiv, im zweiten Fall ist das Annäherungssystem aktiv.

Wenn wir den Täter bekämpfen, was wir durch körperliche Tätlichkeiten oder genauso durch Verbalattacken u.Ä. vollbringen können, versuchen wir, den Täter zum Opfer zu machen.

Die am meisten verbreitete Methode ist, einem anderen Menschen Vorwürfe zu machen oder ihn zu kritisieren. Wenn Sie also Streit haben und Ihnen Ihr Partner Vorwürfe macht, kann das ein Hinweis darauf sein, dass er sich verletzt und als Opfer fühlt und nun versucht, seine Sicherheit und Integrität wiederherzustellen, indem er den vermeintlichen Täter abwehrt. Natürlich möchten Sie auch nicht verletzt in die Opferrolle gehen, also schlagen Sie zurück. So eskaliert dieses Spiel schließlich – es sei denn, einer geht als Verlierer zu Boden oder resigniert im Kampf um seine Sicherheit oder sucht einen Retter auf.

In dieser uralten Beziehungsdynamik entstehen Gewaltkonflikte. Wenn wir die verschiedenen Konfliktparteien nach ihren motivierenden Bedürfnissen fragen und diese anerkennen, bekommen sie eine neue Chance, ihre Bedürfnisse zu kommunizieren und ihre Autonomie zu entfalten.

Als Retter sind Familienangehörige, Freunde, Therapeuten, Schiedsrichter oder Juristen gern gefragt. Oft geht das Drama dann weiter, weil der Retter sich in den Kampf einmischt, eine der Parteien als Täter ausmacht und entweder bekämpft oder beschuldigt und damit zum neuen Opfer macht. Da der Retter sich in seiner Rolle oft recht gut fühlt und davon emotional oder auch materiell profitiert, versucht er nicht selten, die Rolle und damit das Beziehungsmuster aufrechtzuerhalten. Dazu braucht er Opfer. So ist dieses Beziehungsdreieck typisch für die Kommunikation im modernen Medizinsystem geworden. Erkrankte sollen gerettet und die Verursacher der Krankheit als »Täter« bekämpft werden. Dabei profitieren die einen von der Retterrolle, was natürlich beinhaltet, dass viele andere in der Opferrolle gehalten werden.

Mit der Besinnung auf die eigentlichen Bedürfnisse und die Kommunikation derselben kann man aus diesem »Dramadreieck« aussteigen.

Es gibt Menschen, die sich ganz schnell bei Kleinigkeiten in der Tiefe verletzt und als Opfer fühlen. Oft haben sie in der frühen Kindheit etwas erlebt, das sie in diese Rolle gebracht hat. Das hat in der Tiefe möglicherweise das Gefühl hinterlassen, dass es einer Wiedergutmachung, einer Genugtuung bedarf, um aus der Opferrolle heraus-

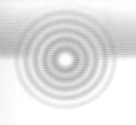

Aussteigen aus dem Dramadreieck

Aus dem Dramadreieck können Sie aussteigen, wenn Sie sich auf Ihr Gefühl der Verletztheit und Ihr Bedürfnis nach Sicherheit besinnen und dieses bewusst kommunizieren.

Wenn also Ihr Partner oder Ihre Partnerin Ihnen einen Vorwurf macht, halten Sie einmal nicht gleich dagegen, sondern fragen Sie, ob er oder sie sich durch irgendetwas verletzt, als Opfer gefühlt hat. Vielleicht haben Sie das gar nicht bemerkt, können es nun verstehen und leicht wiedergutmachen. Oder Ihr Partner ist von jemand anderem verletzt worden und braucht Ihre Unterstützung.

zukommen. Hier ist oft der Ursprung von Rachegefühlen oder sogar internationalen Konflikten anzusiedeln, wie wir ihn beispielsweise zwischen Israel und Palästina seit Jahrzehnten beobachten können. Diese Menschen möchten zunächst wenigstens in ihrer Verletztheit gesehen, verstanden und anerkannt werden. Dann ist oft ein Verzeihen oder Wiedergutmachen möglich.

Die eigenen Rhythmen finden

Im Einklang mit natürlichen Rhythmen

Zu einem salutogenen Lebensstil können wir finden, indem wir immer wieder in Resonanz zu den Rhythmen in den verschiedenen Daseinsdimensionen gehen. Denn alles Leben verläuft rhythmisch, und jede Daseinsdimension weist ihre typischen Schwingungsphasen auf.

Das Bewusstsein, dass alles in der Natur rhythmisch verläuft, hilft uns, in dynamischem Einklang mit der Natur zu leben.

Schlafen und Wachen

Unser auffälligster Rhythmus ist der Wechsel von Schlaf- und Wachphasen. Nach dem ersten Lebensmonat stellt sich der Schlafwach-Rhythmus eines Neugeborenen allmählich auf den Tag-Nacht-Rhythmus ein. Er wird dann zunehmend geprägt durch die sozialen Beziehungen sowie durch das Hormon Melatonin, das zum Einbruch der Dunkelheit vermehrt ausgeschüttet wird. Melatonin wird aus dem Neurobotenstoff Serotonin gebildet; der Serotoninstoffwechsel wiederum hängt stark vom Erleben zwischenmenschlicher Stimmigkeit ab. Eine erhöhte Serotoninkonzentration fördert demnach auch das Einschlafen, und diese kann durch einen stim-

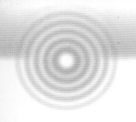

mig ruhigen, geborgenen Kontakt am Abend angeregt werden, etwa eine Gutenachtgeschichte, ein Lied oder gemeinsames Spielen oder Beten. Im schlaffördernden Zusammenspiel von Serotonin und Melatonin spiegeln sich demnach sowohl die sozialen Beziehungen als auch der Rhythmus der Sonneneinstrahlung.

Umgekehrt können Missstimmigkeiten in zwischenmenschlichen Beziehungen den Schlaf ebenso negativ beeinflussen wie ein Abkoppeln vom Tag-Nacht-Rhythmus, z.B. durch Schichtarbeit oder Jetlag. Der Tag-Nacht-Rhythmus ist durch das Sonnenlicht getaktet und zieht sich durch die gesamte Tier- und Pflanzenwelt, durch die ganze Biosphäre. Mit unserem Schlaf-wach-Rhythmus schwingen wir stimmig in Resonanz zur Biosphäre, sozusagen im Atemrhythmus von »Mutter Erde«.

Manche Menschen – die sogenannten Eulen – sind abends lange munter und kommen morgens schwer aus dem Bett. Andere – die »Lerchen« – werden abends früh müde und morgens früh wach. Diese Prägung ist weitgehend genetisch bedingt. Die meisten Menschen sind allerdings Mischtypen – mal Eule, mal Lerche. An dieser individuellen Neigung wird deutlich, dass es beim Schlaf-wach-Rhythmus nicht um starre exakte Rhythmen geht, wie sie mit der Uhr zu stellen wären, sondern um annähernde Zyklen. Deshalb wird auch von einem »circadianen« Rhythmus gesprochen. Bei allen rhythmischen Geschehen im Leben handelt es sich um ungefähre Schwingungsdauern, die hinreichend Spielraum für die individuelle Gestaltung lassen.

Im Laufe des Lebens ändert sich der individuelle Schlaf-wach-Rhythmus. Ein Säugling kann 18 Stunden schlafen, manche Erwachsene kommen mit vier Stunden aus. Gesund ist für Erwachsene eine Schlafdauer, nach der sie sich erholt fühlen. Das kann nach vier oder auch zwölf Stunden sein – meist liegt es bei sechs bis acht Stunden.

Die meisten Pflanzen produzieren am Tag mithilfe von Licht aus Kohlendioxid Sauerstoff, den wir zum Atmen brauchen; in der Dunkelheit verbrauchen sie etwas Sauerstoff. Die Erde atmet gewissermaßen im 24-Stunden-Rhythmus Sonnenlicht ein und Wärme aus.

In einem »Kern« im Zwischenhirn, dem sogenannten Nucleus suprachiasmaticus, bildet sich eine »innere Uhr«, ein Taktgeber, der zunächst in Resonanz mit übergeordneten Rhythmen und später auch ohne äußere Taktung einen Zirkatagesrhythmus des Organismus steuern kann.

Tiere sind in diesem Rhythmus weitaus abhängiger von der Sonneneinstrahlung als Menschen, was man z. B. bei einer Sonnenfinsternis sieht – bei einem solchen Ereignis werden die Tageslichttiere gleich müde. Beim Menschen unterliegt der Tagesrhythmus viel stärker gemeinschaftlichen Aktivitäten und auch dem eigenen Willen. Der Mensch kann dadurch Nächte durchfeiern oder arbeiten und die Zeitunterschiede von Kontinenten sowie den daraus entstehenden Jetlag überwinden.

Zwei- und Vier-Stunden-Rhythmen

An der Regulation des circadianen Rhythmus können wir sehen, wie unser individuelles Leben in Resonanz sowohl mit der Gemeinschaft, der wir zugehören, als auch mit der Biosphäre und dem Sonnenlicht ist.

Ein neugeborener Säugling lebt so lange weitgehend in einem Zirka-Zwei- bis Zirka-Vier-Stunden-Rhythmus, bis er in Resonanz mit dem Tagesrhythmus der Familie und des Sonnenlichts gegangen ist. Dabei bleibt der Zwei-Stunden-Rhythmus für viele vegetative Funktionen zeitlebens erhalten.

Als Taktgeber für diesen Rhythmus, der über die Hypophyse viele hormonelle Funktionen reguliert, gilt heute der gleiche Kern im Gehirn, der den Tagesrhythmus dirigiert: der Nucleus suprachiasmaticus (NSC). Obwohl Drüsen wie die Hirnanhangsdrüse (Hypophyse) und die Nebennierenrinde normalerweise mit dem NSC synchron schwingen, bilden z. B. die Zellen der Nebennierenrinde nach einer

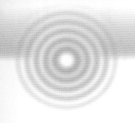

gewissen scheinbar taktlosen Zeit wieder einen eigenen Rhythmus. Diese biologischen Rhythmen sind nicht starr, also kein exakter Zwei-Stunden-Takt – nachts sind die Perioden meist kürzer, tagsüber dagegen eher länger.

Bei Wühlmäusen und Affen haben Forscher einen Zwei-Stunden-Takt des sozialen Lebens beobachtet. Wühlmäuse beispielsweise kommen wie auf Kommando etwa alle zwei Stunden aus ihren Löchern an die Oberfläche, um dort Nahrung zu suchen. Bei diesen gemeinsamen Aktionen ist das Risiko, Greifvögeln und anderen Raubtieren zum Opfer zu fallen, bedeutend geringer, als wenn sie sich einzeln ans Tageslicht bewegen würden. Ähnliche Aktivitätszyklen von etwa zwei Stunden hat man im Sozialleben von Schimpansen und Naturvölkern beobachtet.

Aufgrund des basalen Ruhe-Aktivitäts-Zyklus (BRAC) sollten der Schulunterricht, Seminare und andere Veranstaltungen an den inneren Rhythmus von Aufmerksamkeit und Erholung angepasst sein. Spätestens nach 90 Minuten brauchen Menschen eine Pause von mindestens 15 Minuten.

Der basale Ruhe-Aktivitäts-Zyklus

Durch Untersuchungen der Hirnaktivität und der Aufmerksamkeitsspanne konnte man auch beim einzelnen Menschen einen zweistündigen Zyklus von Ruhe und Aktivität feststellen, den sogenannten Basis-Ruhe-Aktivitäts-Zyklus (BRAC). Dabei beträgt die Ruhephase 15 bis 30 Minuten, die Aktivitätsphase 60 bis 90 Minuten. Der BRAC führt dazu, dass wir im Laufe des Tages immer wieder Zeiten haben, in denen wir unsere Aufmerksamkeit vom Äußeren unwillkürlich abkehren und wir uns nach innen wenden, tagträumen oder den Wunsch nach Entspannung haben.

Weltweit haben Entspannungs- und Behandlungsmethoden, die zur inneren Rhythmisierung anregen, eine Dauer von 20 bis 30 Minuten. Das gilt für die Akupunktur ebenso wie für autogenes Training, für Progressive Muskelentspannung ebenso wie für Meditation. Auch ein erholsamer Mittagsschlaf dauert rund 30 Minuten.

Einzeller, die ersten Lebewesen, bestehen aus vielen Millionen Atomen und Molekülen. Diese sind in einer Zelle in ihrer Funktion aufeinander abgestimmt – konstruktiv kohärent. Die zelluläre Selbstorganisation, die Entstehung einer einfachen Zelle dauert etwa 20 Minuten. Hier finden wir also einen 20-Minuten-Takt am Beginn der Selbstorganisation des Lebens. 20 Minuten dauert die erste, die Vorphase bei der Zellteilung der menschlichen Zelle, die mit einer Ruhephase vergleichbar ist, in der sich die inneren Informationsstrukturen formieren bzw. reorganisieren – wie die Reorganisation der Software eines Betriebssystems nach einem Absturz.

Die Dauer der Rhythmen und Zyklen nimmt von kleinen Systemen wie Atomen zu größeren wie Lebewesen, der Gemeinschaft, Kultur und Biosphäre hin zu. Entsprechend der Daseinsdimensionen können wir auch von Zeitdimensionen sprechen. Der Übergang zwischen diesen Zeitdimensionen ist fließend. In den Grenzbereichen ist eine eindeutige Zuordnung kaum möglich.

Strukturen des Tages

Unser Organismus unterteilt den Tag in sechs Phasen von jeweils etwa vier (zwei mal zwei) Stunden Dauer. In diesen Phasen sind bestimmte Organsysteme jeweils besonders aktiv, wodurch der BRAC mitgeprägt wird. So ist in den Morgenstunden – in der Regel von etwa 7 bis 11 Uhr – die Verdauung durch Magen und Bauchspeicheldrüse besonders aktiv und damit aufnahmebereit für ein gutes Frühstück. In dieser Phase wird vor allem Zucker aufbereitet und für Aktivitäten des Organismus bereitgestellt, insbesondere für verschiedene Leistungen des Gehirns. So ist der Vormittag eine gute Zeit, um Leistungen aller Art zu erbringen – eine Zeit, um in einen stimmigen »Flow« zu kommen.

Alles braucht seine Zeit. Kulturelle Veränderungen haben historische Dimensionen; persönliche Entwicklung findet in überschaubaren Zeiträumen ein Leben lang statt.

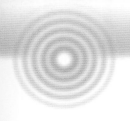

Dem BRAC zufolge brauchen wir nach einer guten Leistung, die nach außen gerichtet ist, wieder eine Phase der Erholung, in der die Aktivität des parasympathischen Nervensystems überwiegt. In der Erholungsphase ruht unsere bewusste Aufmerksamkeit, unsere Energie ist nach innen gerichtet. Dies wird durch das Mittagessen noch verstärkt. Ein größeres Mahl zentriert den Kreislauf auf die Verdauungsorgane und macht uns somit müde. In dieser Zeit ist eine Ruhepause von 20 bis 30 Minuten angebracht, um dem Organismus eine Synchronisierung innerer Rhythmen und damit eine gesunde Selbstregulation zu erleichtern. In Japan und den USA ist Mittagsschlaf am Arbeitsplatz mittlerweile weitverbreitet, in südlichen Ländern hat die mittägliche Siesta schon lange Tradition.

Phasen der Aktivität und Ruhe bestimmen unseren biologischen Rhythmus. Wenn wir uns diesen Phasen anpassen, leben wir gesünder.

Am Nachmittag richten wir unsere Energie dann wieder mehr nach außen. Jetzt ist der richtige Zeitpunkt für weitere gute Leistungen. Diese können sowohl körperlich als auch geistig sein. Mit einem Temperaturmaximum am späten Nachmittag ist auch ein Aktivitätsmaximum verbunden.

Wenn am Abend der Tag zur Neige geht, kommen die meisten von der Arbeit nach Hause und richten ihre Aktivität auf das Gemeinschaftsleben, meist in der Familie. In dieser Zeit ist die Körpertemperatur durch eine besondere Aktivität der Schilddrüsenhormone zunächst noch hoch: Wir sind deshalb also relativ warm, was auch für unsere Gefühlsstimmung stimmig und vorteilhaft ist. Bei manchen Menschen sind dann auch noch einmal Aktivität und Kreativität angeregt.

Fragen zum Nachdenken

▸ **Welche Rhythmen spüren Sie im Laufe des Tages?**
▸ **Was sind die kürzesten, schnellsten Rhythmen, die Sie wahrnehmen?**

Kohärenz sorgt für guten Schlaf

Wenn wir am Abend in unseren nahen emotionalen, beispielsweise familiären Beziehungen eine stimmige Verbundenheit herstellen können, haben wir eine gute Voraussetzung für einen ruhigen und tiefen Schlaf geschaffen.

Manche Menschen sind allerdings stärker mental ausgerichtet. Ihnen tut abends eher eine geistig stimmige Beschäftigung gut. In jedem Fall ist es gut, vor dem Zubettgehen darauf zu achten, dass man sich innerlich stimmig und zugehörig, also insgesamt »kohärent« fühlt.

Kürzere Rhythmen

Rhythmen, die weniger als 24 Stunden dauern, werden als ultradiane, jenseits des Tages liegende Rhythmen bezeichnet. Sie werden weitgehend von den Erfordernissen unserer vegetativen Regulation bestimmt. Außer dem Zirka-Zwei-Stunden-Rhythmus gibt es noch die bekannten Rhythmen von Atmung und Herztätigkeit.

Die Atem- und auch die Herzfrequenz hängen zum einen stark von der körperlichen Aktivität ab und zum anderen von emotionalen Stimmungen. Sie haben aber keinen entsprechenden synchronen sozialen Rhythmus, wie wir ihn im Laufe des Tages oder auch schon beim Zwei-Stunden-Rhythmus finden können. Es handelt sich hierbei um vegetative Rhythmen des einzelnen Organismus.

Darüber hinaus gibt es noch mindestens einen weiteren etwas längeren Rhythmus im Organismus: eine Pulsation der Gehirnflüssigkeit (Liquor), die sich auch im Wirbelkanal im Rückenmark vom Kopf (cranium) bis zum Kreuzbein (sacrum) befindet. Dieser sogenannte craniosacrale Rhythmus pulsiert 6- bis 14-mal pro Minute. Wodurch die Pulsation der Hirn- und Rückenmarksflüssigkeit zustande

Unser Herz schlägt in Ruhe normalerweise 60- bis 80-mal pro Minute – das ganze Leben lang. Dabei schlägt es nicht in einem starren Takt, sondern ständig leicht verändert. Dadurch ist es weniger störanfällig, als wenn es mechanisch regelmäßig schlagen würde.

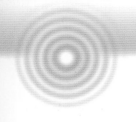

kommt, ist noch nicht ausreichend geklärt; möglicherweise ist sie aber für die gesunde Funktion des Organismus von großer Bedeutung. Der craniosacrale Rhythmus kann durch sehr sanfte, einfühlsame Berührung angeregt und gefördert werden.

Atem-Streckübung

Im craniosacralen Rhythmus, dem rhythmischen Pulsieren der Hirn- und Rückenmarksflüssigkeit, werden auch die Hirn- und Rückenmarkshäute bewegt, die vom Kopf bis zum Kreuzbein das Rückenmark umgeben.

Viele Rhythmen des Lebens sind so kurzzeitig, dass wir sie nicht als rhythmisch wahrnehmen, etwa die Schwingungen von Lichtwellen oder die Schallwellen höherer Töne.

Damit der craniosacrale Rhythmus frei fließen kann, müssen alle Gelenke an der Schädelbasis sowie zwischen den Wirbeln beweglich sein. Wenn es hier zu Blockierungen kommt – als Folge von Stress oder auch eines Unfalls –, kann die Funktion des Nervengewebes und der Organe leiden. Mit dieser einfachen Atem-Streckübung können die Gelenke an der Wirbelsäule und Schädelbasis wieder beweglich und damit für den Puls der Gehirn- und Rückenmarksflüssigkeit durchgängig gemacht werden – eine Voraussetzung für die integrale Funktionalität von Körper und Geist.

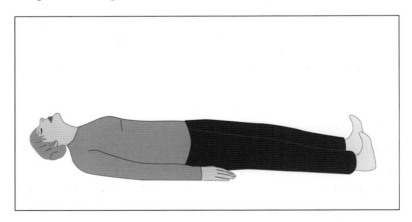

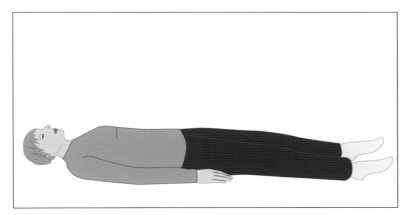

Die Übung ist sehr einfach und dauert etwa 5 Minuten. Viele Menschen können nach der Übung leichter und tiefer entspannen oder werden wacher.

▸ Legen Sie sich bequem und so flach wie möglich in Rückenlage auf eine Matte o. Ä. Die Hände liegen neben dem Körper. Atmen Sie tief ein, wobei sich Bauch und Brustkorb nach vorn-oben heben. Parallel zum Einatmen beugen Sie den Kopf weit nach hinten und drücken ihn so weit gegen die Unterlage, wie es Ihnen ohne Verkrampfung oder gar Schmerzen möglich ist. Ziehen Sie gleichzeitig die Fußspitzen bei gestreckten Beinen nach oben in Richtung Gesicht (siehe Abb. S. 122).

▸ Bei dem nun folgenden ruhigen, aber maximalen Ausatmen strecken Sie den ganzen Körper von den Zehenspitzen bis zum Scheitel. Dabei wird die Halswirbelsäule maximal gestreckt, also lang und gerade gemacht; so als würden Sie am Scheitelpunkt in die Länge gezogen. Die Füße strecken Sie so, als wollten Sie mit den Zehenspitzen noch einen Längenrekord aufstellen (siehe Abb. oben).

▸ Wenn Sie maximal ausgeatmet und sich maximal gestreckt haben, beginnen Sie wieder mit dem Einatmen – in den Bauch und die Brust –, beugen dabei den Kopf nach hinten und ziehen die Zehenspitzen an. Wiederholen Sie die Übung mindestens 10-mal und entspannen Sie sich dann einige Minuten lang.

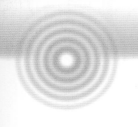

In Resonanz mit dem Sonnenlicht

Wenn im Frühjahr die ersten warmen Sonnenstrahlen im Gesicht spürbar werden, wird es auf den Spielplätzen und Straßen wieder lebendig. Die Kinder zieht es nach draußen, Erwachsene unterhalten sich draußen. Wir leben auf.

Wenn sich am Abend unsere Seite der Erde von der Sonne abwendet, ziehen wir uns zurück und werden bald müde. Weite Teile unseres alltäglichen Lebens werden durch den Rhythmus der Erdumdrehung und damit der Sonneneinstrahlung bestimmt.

Das Verhältnis der Dauer einer Lichtwelle zu einem Jahreszyklus entspricht etwa dem Verhältnis eines Schrittes von einem Meter zur Entfernung der Erde zur Sonne und zurück. Es sind Dimensionen dazwischen.

Wir sind mit unserer Selbstregulation allerdings nicht nur mit dem Tages- und Jahresrhythmus des Sonnenlichts in Resonanz, sondern auch mit viel feineren Eigenschaften. Einige unserer Sehzellen im Auge sind in der Lage, auf die Energie eines einzelnen Lichtquanten, eines Photons zu reagieren. Das, was wir als Farben wahrnehmen, sind physikalisch gesehen unterschiedliche Wellenlängen und damit Frequenzspektren des Lichts – unterschiedliche Rhythmen der Photonenstrahlen.

Die Photonenstrahlung des sichtbaren Sonnenlichts selbst hat einen sehr schnellen Rhythmus mit einer Frequenz von 10^{14} bis 10^{15} Mal pro Sekunde. Diese Geschwindigkeit nehmen wir nicht mehr als rhythmisch wahr, sondern als konstant. Doch eine Konstanz im strengen Sinne gibt es in der Natur nicht. Auch in unserem Körper schwingen Elementarteilchen in diesen Frequenzen. Der Physiker und Leiter des Internationalen Instituts für Biophotonenforschung Prof. Fritz-Albert Popp und seine Kollegen haben herausgefunden, dass auch in unseren Zellen, ja selbst in den Genen, Biophotonen mit äußerst kohärentem Licht als Informationsüberträger fungieren. Sie sollen beispielsweise mitverantwortlich für das Einschalten von Genen und anderen Biomolekülen sein und schwingen nach Popp in einem Rhythmusspektrum von etwa 10^6 bis 10^{15} Mal pro Sekunde. Popp geht davon aus, dass der Zellorganismus zwischen aufbauenden und zerstörerischen, zwischen konstruktiven und destruktiven Kohärenzen unterscheidet. Die destruktiven meidet der Organismus, die konstruktiven sucht er. Diese Fähigkeit könnte den Ursprung des Lebens, das Stimmigkeitserleben sowie die Evolution ausmachen (siehe S. 205).

In diesem Frequenzbereich sehr schneller Rhythmen von mehr als zehn Schlägen bis 10^{23} Mal pro Sekunde spielen sich die meisten Vorgänge im physikalisch-chemischen Bereich der Elementarteilchen, Atome und kleinerer Moleküle ab.

Die Herstellung eines größeren Eiweißmoleküls in der Zelle dauert dagegen rund eine Stunde und fällt damit schon in die vegetative Zeitdimension.

Die rhythmische Ordnung des Sonnenlichts soll nach Meinung von Physikern die Quelle der Ordnung des Lebens auf der Erde sein.

Längere Rhythmen

Als in den letzten Jahren Ver- und Einkaufsmöglichkeiten an Sonntagen diskutiert wurden, stellte man bei dieser Debatte den Wochenrhythmus immer wieder infrage. Die sonntägliche Ruhe wurde vornehmlich einer konservativen christlichen Tradition zugeschrieben, während man die Öffnung des Sonntags für geruhsame Einkäufe dagegen als Merkmal moderner Freiheit propagierte.

Bei genauerer Betrachtung erscheint es sehr weise, dass die Menschen eine Sieben-Tage-Woche erfunden haben, was vor den Christen übrigens schon die Sumerer waren. Denn es gibt in unserem Organismus eine Reihe von Veränderungen, die Zirka-Sieben-Tage-Rhythmen, sogenannten circaseptanen Rhythmen unterworfen sind. In diesem circaseptanen Rhythmus schwanken Blutdruck und

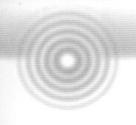

Pulsschlag, die Hormonproduktion bei Männern und Frauen, die Ausscheidungsaktivität, die Bildung von Antikörpern im Blut und die Aktivität des Knochenmarks und der Leber. Auch Heilungszyklen weisen häufig eine Dauer von sieben Tagen oder der Hälfte bzw. eines Vielfachen von sieben auf.

Bei den Sumerern galt, dass die Arbeit, die am siebten Tag verrichtet wurde, häufig misslang. Sie schrieben das einer dämonischen Kraft zu. Nüchtern und menschlich betrachtet können wir auch erkennen, dass der Mensch wahrscheinlich nach sechs Tagen Arbeit einen Tag braucht, um wieder zu seinem inneren Rhythmus zu finden – einen Tag Freiraum, um seine innere Stimmigkeit wieder zu entfalten, unabhängig von äußeren Anforderungen. Diese innere Stimmigkeit war meist mit einer religiösen oder spirituellen Besinnung auf übergeordnete Zusammenhänge verbunden.

Sicherlich hatte dieser kulturelle, religiös begründete Wochenrhythmus auch wieder Rückwirkungen auf das soziale Leben und auf vegetative Funktionen. Genau das ist allerdings auch der Sinn kulturell begründeter Lebensgewohnheiten: Sie sollen der gesunden Entwicklung, der Salutogenese und Kreativität des Menschen dienen. Kulturelle Versuche, Rhythmen einzuführen, die gegen Zyklen der menschlichen Selbstregulation gerichtet sind, werden langfristig immer wieder scheitern, da die gesunde Entwicklung der Individuen das wesentliche und nachhaltige Kriterium für die Qualität von Kulturen ist. So kann die Lebensqualität des einzelnen Menschen auch ein Maßstab für die Qualität einer Kultur sein.

Ein solcher kultureller Versuch war etwa Stalins 1929 eingeführter sowjetischer Revolutionskalender mit einer Fünf-Tage-Woche, der 1940 wieder abgeschafft wurde.

Der Monatsrhythmus

Im monatlichen Fruchtbarkeitsrhythmus der Frau erscheint eine Entsprechung mit dem Mondzyklus augenfällig, auch wenn wissenschaftliche Untersuchungen bislang verschiedene Ergebnisse liefern. Frauen, die viel in der Natur leben und damit auch intensiver dem Mondlicht ausgesetzt sind, sollen sich mit ihrem Zyklus auch auf den Rhythmus der Mondphasen einschwingen.

Doch die hormonelle Regulation ist nicht nur resonant auf die Mondzyklen, sondern auch auf soziale Kohärenz. So konnte festgestellt werden, dass sich der Zyklus von Frauen synchronisiert, wenn sie eng beieinander leben. In Naturvölkern hat es immer wieder gemeinschaftliche Feste gegeben, die die Fruchtbarkeit erhöhen sollten. Heute noch wird eine solche Wirkung dem Karneval zugeschrieben – allerdings ungeplant.

Der monatliche Mondzyklus führt noch zu anderen Resonanzerscheinungen beim Menschen. So geben etwa 40 Prozent der Menschen an, dass sie beispielsweise bei Vollmond schlechter schlafen können. Gesichert erscheint, dass das Licht des Vollmonds Einfluss auf die menschliche Selbstregulation hat. Dies kann sich sowohl auf den Menstruationszyklus auswirken als auch auf die Schlafqualität. Ob und wie das Schwerkraftfeld des Mondes außer seinem Einfluss auf die Bewegung des Wassers, auf die Gezeiten auch noch unsere vegetativen und/oder psychischen Funktionen beeinflusst, ist bislang nicht endgültig geklärt.

Aus der Tierwelt ist eine soziale Kohärenz der Fruchtbarkeit auch den Jägern bekannt. Wenn die Leitbache einer Wildschweinhorde getötet wurde, gerät die Brunstzeit der übrigen Wildschweine in Unordnung, was zu sehr unterschiedlichen Geburtszeiten führen kann.

Der Jahreszyklus

Je länger die Zyklen dauern, desto weiter entfernen sie sich von unserem aktuellen Empfinden. Wenn die Frühlingssonne scheint, fühlen wir uns oft angeregt, frisch, haben »Frühlingsgefühle«. Die Erinnerung an den Winter ist schnell verblasst. In einem reiferen Alter können wir uns zwar an alle Jahreszeiten erinnern, aber diese Erinnerung ist weit weg vom gefühlten Erleben. Es ist, als ob wir als ein

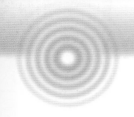

Teilchen auf einer großen Welle hinauf und hinunter schwingen, die ganze Welle aber nur mit Mühe überblicken könnten. Empfinden können wir nur den augenblicklichen Stand auf der Ellipse um die Sonne wie einen kleinen Ausschnitt einer großen Wellenbewegung. Durch moderne Vorratshaltung und globalen Transport von Lebensmitteln sowie durch bequeme Heizungen verwischt die materielle Bedeutung der Jahreszeiten für unser Leben. Durch künstliches Licht können wir es jede Nacht und jeden Winter so lange hell machen, wie wir es wollen. Wir können uns aber immer noch freuen über das Licht- und Farbenspiel, das die Jahreszeiten begleitet. Jede Jahreszeit hat eigene Licht- und damit auch Schwingungsqualitäten, mit denen wir mehr oder weniger in Resonanz gehen können.

Im Leben der Pflanzen spiegeln sich die Jahreszeiten sehr deutlich. Indem wir mit den Pflanzen in Kontakt sind, können wir uns auch auf die Jahreszeiten einstimmen.

Noch längere Rhythmen

Unsere persönliche Entwicklung scheint ebenfalls in Etappen von rund sieben Jahren zu verlaufen. In unseren ersten sieben Lebensjahren lernen wir, unseren Körper kontrolliert zu bewegen. In den zweiten sieben Jahren entwickeln wir einen Umgang mit unseren Emotionen. Mit der Pubertät entfaltet sich außer unserer Zeugungsfähigkeit auch unser eigenes Denk- und Urteilsvermögen. Es folgen noch weitere Phasen wie die Berufsausbildung oder Gründung einer Familie, die Kindererziehung, die berufliche Karriere, die Sinnfindung und womöglich eine Entfaltung von Weisheit. Nach etwa sieben solcher Sieben-Jahres-Phasen, also mit ungefähr 49 Jahren, beginnen die Wechseljahre der Frau mit ihrer Hinwendung zur Entwicklung von Weisheit. Bei Männern und Frauen kann es in dieser Phase zur Entfaltung einer beruflichen »Kür« kommen, wenn sie ihre berufliche oder familiäre gesellschaftliche Pflichtübung erfolgreich ausgeführt haben.

Der Zyklus von Generationen wird allgemein mit einer Phasendauer von 25 bis 30 Jahren angesetzt. In diesem Zeitrahmen beginnen kulturelle Veränderungen zu greifen. Prof. Dr. med. Peter Matthiessen beschrieb es sehr treffend als »medizingeschichtliches Phänomen, dass […] in der einen Generation bestimmte Begriffe, Theorien und Modelle […] das Ergebnis unserer *Besinnung* sind. In der darauf folgenden Generation […] haben [sie] sich bereits zu einer *Gesinnung* verdichtet. Und in der nachfolgenden Generation sind diese Konzepte […] bereits Grundlage der medizinisch-ärztlichen Praxis« (siehe S. 208). Wesentlich länger dauern globale Zyklen.

Der Organismus – ein großes Orchester

Bei unserem Organismus handelt es sich um einen unübersehbar erscheinenden Wirrwarr von Schwingungsmustern unterschiedlicher Frequenzen zwischen ultraviolettem Licht, Tag-Nacht-Rhyth-

Auch wenn unser eigenes Leben angesichts historischer, kultureller, globaler und astronomischer Zyklen unbedeutend erscheinen mag, so gibt es doch Möglichkeiten, so aktiv in Resonanz zu gehen, dass wir auf größere Systeme zurückwirken können.

Zeiträume in den Daseinsdimensionen	
SYSTEMDIMENSION	**ZEITRAUM**
Physikalisch-chemisch	< 0,1 Sek.
Vegetativ	0,1 Sek. – ca. 2 Std. (< 1 Tag)
Sozial	2 Std. – 3 Monate (< 1 Jahr)
Kulturell	3 Monate – 25 Jahre
Global	25 Jahre – 2500 Jahre

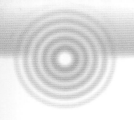

Frage zum Nachdenken

▸ Welche langen Rhythmen (Woche, Monat, Jahreszeit, Jahr und länger) sind in Ihrem Leben wichtig?

mus, Jahreswechsel, Sonnenwinden und möglicherweise noch kosmischen Zyklen von Jahrtausenden. Für unterschiedliche Frequenzbereiche und auch Schwingungsarten – beispielsweise Schall und Licht – hat die Natur entsprechende Wahrnehmungsorgane wie Hör- und Sehzellen ausgebildet, die dafür jeweils resonanzfähig sind.

Sehzellen im Auge können Licht im Frequenzbereich von $3,8 \times 10^{14}$ bis $7,9 \times 10^{14}$ Hertz wahrnehmen.

Wie bereits erwähnt (siehe S. 47), können die Phänomene, die wir beobachten und erleben, bestimmten Daseinsdimensionen mit jeweils eigenen Kohärenzcharakteristika zugeordnet werden. Nun können wir sehen, dass diese Systemdimensionen auch jeweils typische Frequenzbereiche ihrer Schwingungen aufweisen.

»Schlange« – Körperübung zur Erhöhung der Resonanzfähigkeit

Hörzellen können Schallwellen im Frequenzbereich von 16 bis 20 000 Hertz wahrnehmen.

Ziel dieser Übung ist es, Ihre Schwingungs- und Resonanzfähigkeit zu erhöhen, um einer – auch emotionalen – Erstarrung und Verkalkung vorzubeugen. Die »Schlange« ist eine Übung aus der Bioenergetik, die im Liegen durchgeführt wird. Sie fördert den rhythmischen Energiefluss von den Beinen durch Becken, Bauch und Brustkorb bis zum Kopf und hilft damit auch, emotionale Erstarrungen zu lösen. Gönnen Sie sich diese Übung ruhig einmal am Tag oder am Wochenende und nutzen Sie sie gleichzeitig als Pause.

▸ Stellen Sie in Rückenlage die Füße so auf, dass sie parallel etwa in Körperbreite auseinander stehen und die Knie etwa rechtwinklig gebeugt sind. Die Arme liegen locker neben dem Körper. Das Becken

Orientierung an natürlichen Rhythmen

▸ Richten Sie Ihren Lebensstil annähernd an einigen der genannten Rhythmen aus und suchen Sie bei den Rhythmen der Natur oder des Gemeinschafts- und Gesellschaftslebens immer wieder Anregungen für Ihren persönlichen Lebensstil.

▸ Sorgen Sie für relativ regelmäßige Mahlzeiten; essen Sie abends nicht zu spät.

▸ Genießen Sie abends gemeinsame Aktivitäten wie Spiele, Gespräche oder das gemeinsame Erleben kultureller Veranstaltungen oder sorgen Sie mit geistiger Beschäftigung für ein für Sie stimmiges Zugehörigkeitsgefühl.

▸ Lassen Sie sich immer wieder – am besten täglich – ausreichend, d. h. länger als eine Stunde von Sonnenlicht bestrahlen. Bei starker Sonneneinstrahlung sollten Sie sich je nach Jahreszeit und Aufenthaltsort allerdings nicht länger als 15 bis 30 Minuten intensiver direkter Strahlung aussetzen. Sonst besteht die Gefahr einer Überdosis, die bei empfindlichen Menschen die Entstehung von Hautkrebs begünstigen kann. Auch ein längerer Aufenthalt im Schatten regt bereits die physikalische Lichtresonanz in uns an.

Besonders in Erdteilen, in denen man die Jahreszeiten deutlich wahrnehmen kann, sind geistige Zyklen im Jahresverlauf kultiviert worden, die beispielsweise in unterschiedlichen Festen Ausdruck finden.

ist so nach hinten gezogen, dass die Lendenwirbelsäule im Hohlkreuz ist, also nicht flach auf der Unterlage aufliegt. Atmen Sie tief durch Mund oder Nase ein, sodass sich sowohl die Bauchdecke als auch der Brustkorb heben, Sie also gleichzeitig die Bauch- bzw. Zwerchfell- und die Brustatmung durchführen (siehe Abb. S. 132 oben).

▸ Atmen Sie anschließend ruhig durch den leicht geöffneten Mund aus. Gleichzeitig geben Sie mit den Füßen etwas Druck auf die Unterlage und stoßen damit auch die Luft aus. Dabei bewegt sich das

Ausgangsposition der Körperübung »Schlange«

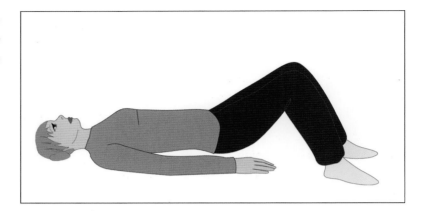

Becken nun nach vorn, die Lendenwirbelsäule liegt flach auf der Unterlage auf. Zum Schluss des weiten Ausatmens kann sich das Becken durch Ihren Druck auf die Füße auch etwas von der Unterlage abheben (siehe Abb. unten).

▶ Wenn Sie alle verbrauchte Luft ausgeatmet haben, beginnen Sie wieder mit der Einatmung. Dabei nehmen Sie zunächst den Druck von den Füßen und entspannen Becken, Bauch und Rücken. Je tiefer Sie einatmen, desto mehr geht das Becken wieder nach hinten,

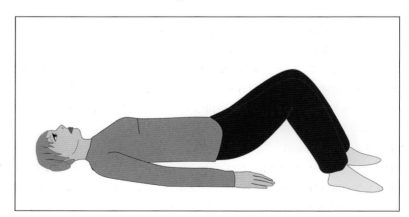

Endposition der Körperübung »Schlange«

Bauch und Brust wölben sich nach vorn – bis Sie maximal eingeatmet haben. Dabei haben Sie auch wieder Spannung aufgebaut. Dann beginnt wieder das Ausatmen mit dem Druck auf die Füße, und das Becken geht nach oben.

Auch für diese Übung gilt wie beim »Elefanten« (siehe S. 62ff.): Lassen Sie Ihre Stimme ruhig beim Ausatmen durch den geöffneten Mund mittönen, lassen Sie aufkommende Empfindungen und Gefühle zum Ausdruck kommen.

Wenn Sie einige Male maximal ein- und ausgeatmet haben, können Sie Ihre Atemtiefe selbst bestimmen – empfehlenswert ist meist eine maximale Ausatmung und eine submaximale Einatmung. Diese Übung sollten Sie etwa 5 Minuten lang durchführen und sich dann mindestens 3 Minuten Zeit für das Nachspüren nehmen. Beim Nachspüren kann das Becken noch leicht mit der Atmung mitschwingen: nach hinten (Hohlkreuz), einatmen; nach vorn-oben, ausatmen.

Universelle Heilungsphasen

Ausführlicher sind die Heilungsphasen in meinem Buch »Gesundheit ist ansteckend! Heilungsphasen und innere Bilder« beschrieben (siehe S. 205).

Im Unterschied zur pathogenetisch orientierten Medizin, die in ihren Lehrbüchern ausschließlich Krankheitsverläufe beschreibt, konnte ich bei den Patienten in meiner Praxis Heilungsverläufe beobachten. Diese zeigten in der Regel wiederkehrende Heilungsphasen, die in ihrem Wesen oft unabhängig von der konkreten Erkrankung waren. Die Art der Erkrankung hatte mehr Einfluss auf die Dauer dieser Phasen.

Heilungen brauchen Zeit, weil der Organismus sich in den unterschiedlichen Daseinsdimensionen neu organisieren muss, sich neu in die bestehenden Rhythmen integrieren muss – ähnlich wie ein

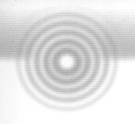

Neugeborenes sich in die Dimensionen des Daseins integriert, aller-dings viel schneller. Am Anfang einer Erkrankung, d.h. in der Vor-phase der Heilung z.B. einer akuten Infektion, steht eine Unstim-migkeit, eine destruktive Resonanz zwischen dem Organismus und seiner Umgebung – noch bevor deutliche körperliche Symptome er-scheinen. In diese Unstimmigkeit und damit Verletzbarkeit, in der sogenannten vulnerablen Phase, können z.B. Bakterien bzw. Viren, die es immer und überall gibt, in tiefere Körperschichten wie Zellen vordringen. Die ersten körperlichen Symptome wie Schmerzen, Übelkeit und Fieber sind schon Zeichen vom Heilungsbemühen des Organismus und damit Bestandteil des Heilungsprozesses.

Wenn wir uns in einer weniger ge-schützten Situation oder Lebensphase befinden, sind wir verletzlicher. Dann können wir leichter erkranken – sowohl an einer Infektion als auch durch einen Unfall o.Ä.

Die erste Phase des Heilungsvorgangs bedeutet eine Wende der Aufmerksamkeit und Energie nach innen, ähnlich wie in der Ruhe-phase des BRAC (siehe S. 118f.). Wenn es uns gelingt, beim Wahrneh-men der Unstimmigkeit, einer destruktiven Resonanz, eine entspre-chende Ruhephase einzulegen, in der unsere ganze Energie sich nach innen auf konstruktive Kohärenz ausrichten kann, wird ein Fortschreiten der Erkrankung oft verhindert. Menschen, die zum einen eine entsprechend sensible Selbstwahrnehmung dafür besit-zen und zum anderen die äußere Möglichkeit haben, sich umge-hend zur Ruhe zu begeben, haben gute Chancen, die meisten Infek-tionserkrankungen unauffällig zu überwinden.

Diese Phase der Heilung ganz am Anfang einer Erkrankung kann auch angeregt werden z.B. durch Akupunktur oder homöopa-thische Mittel, die genau diesen Vorgang unterstützen und be-schleunigen. In dieser ersten Heilungsphase werden alle möglichen Energien auf die Aktivierung der konstruktiven Kohärenz im Orga-nismus gerichtet. Er braucht einen sicheren Raum, damit er die Energie nach innen wenden kann, sowie Ruhe. Wenn das nicht gleich ausreicht, kommt es zur weiteren Aktivierung von Energie und zur Erhöhung der Schwingungsfähigkeit durch eine Temperaturerhöhung: Fieber.

Wenn eine konstruktive Kohärenz in der zellulären Information wiederhergestellt ist, wird in der zweiten Heilungsphase der Stoffwechsel des Organismus neu organisiert. Die Energie wird wieder vorsichtig und für kurze Zeit nach außen auf nahrhafte Quellen gerichtet. Der Organismus beginnt auch wieder mit der Nahrungsaufnahme. In der dritten Heilungsphase nimmt der Erkrankte wieder emotionale Kontakte auf und seine Rolle im sozialen Beziehungsgefüge wieder ein.

Wenn diese Phasen soweit erfolgreich durchlaufen sind, kommt es bei Erwachsenen zu einer vierten Phase. In dieser kann der Erkrankte seine Arbeit wieder aufnehmen und sich damit neu in seinen kulturellen Kontext integrieren.

Die fünfte Phase wird in der Regel nur bedeutsam, wenn der Mensch in einer lebensbedrohlichen Situation ist oder war, also sehr ernsthaft z. B. an Krebs erkrankt ist. Dann taucht die Frage nach dem Sinn des Lebens auf. Es wird die Stimmigkeit in der globalen, geistigen Dimension gesucht, die für eine nachhaltige Gesundung oft erforderlich ist.

Eine lebensbedrohliche Erkrankung heilt meist nachhaltiger aus, wenn der Betroffene eine neue Ausrichtung in seinem Leben findet, die in Resonanz ist zu seinem Lebenssinn.

Salutogener Lebensstil bei Erkrankung

Als erste Anzeichen einer Erkrankung fühlt man sich oft nur etwas schwächer. Die Energie will sich nach innen zurückziehen. Dadurch nehmen unsere Konzentrationsfähigkeit und Leistungsbereitschaft sowie auch der Appetit ab. Wenn Sie diese Botschaften Ihres Selbstheilungswunsches, die Anzeichen der Innenkehr der Aufmerksam-

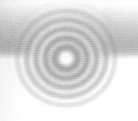

keit und damit der Energie wahrnehmen, sollten Sie ihnen nachgehen und sich zur Ruhe begeben. Meist bedarf es nur einer relativ kurzen Ruhephase von 20 Minuten bis zwei Stunden, um einer Ausbreitung der Erkrankung entgegenzuwirken. Manchmal bedarf es auch der Wiederholung einer solchen Ruhephase nach einigen Stunden oder am nächsten Tag.

Wenn sich eine Erkrankung bereits ausgebreitet hat, nehmen Sie sich genügend Zeit dafür, auf Ihre neu erwachenden körperlichen, emotionalen und geistigen Bedürfnisse zu hören. In der ersten Heilungsphase einer akuten Erkrankung braucht der Organismus vor allem Sicherheit und Ruhe. Sie dauert oft nur etwa einen Tag. Wenn ein Mensch sich in dieser Phase unsicher fühlt und Angst bekommt, sollte jemand bei ihm bleiben oder ein Arzt geholt werden, auf jeden Fall dann, wenn diese erste Phase länger als drei Tage dauert. In aller Regel allerdings sind die Selbstheilungsfähigkeiten erfolgreich, und es geht langsam bergauf in die zweite Heilungsphase. Nun hat der Erkrankte schon wieder Durst und etwas Appetit – oft nur auf etwas ganz Bestimmtes, meist Obst und Gemüse.

Durch unser Verhalten können wir den Organismus in seinem Selbstheilungsbemühen unterstützen.

Der Selbstheilung Raum und Zeit geben

Achten Sie in der zweiten Heilphase sensibel auf Ihren Appetit und darauf, was Ihnen guttun könnte. Achten Sie darauf, was Sie in Ihrer Umgebung haben möchten. Nutzen Sie Ihre intensivere Wahrnehmung möglicherweise zu Veränderungen Ihrer Ernährungsgewohnheiten oder Ihrer Umgebung. Diese zweite Heilungsphase dauert in der Regel ein bis drei Tage, gelegentlich auch erheblich länger, wenn sie nicht zu einer stimmigen Integration führt.

In der dritten Phase kommen auch die emotionalen Beziehungen wieder ins Gefühl. Vielleicht verspüren Sie eine Abneigung zu Personen, die Sie vorher gar nicht bewusst wahrgenommen haben. Achten Sie jetzt auf all Ihre Emotionen und versuchen Sie, diese in Ihr bewusstes Leben zu integrieren. Dies kann sowohl ein Auslöser, eine Unstimmigkeit vor der Erkrankung als auch ein Sinn der Erkrankung gewesen sein. Diese dritte Phase dauert oft zwei bis fünf Tage, häufig allerdings auch erheblich länger, da viele Menschen glauben, nach einer Erkrankung müsse der Genesende seine Rolle gleich wieder ausfüllen, also genauso sein wie vor der Erkrankung. Eine solche Einstellung besonders auch von Angehörigen behindert den Lernvorgang durch die Erkrankung und die Lösung eventueller familiärer Unstimmigkeiten.

In der vierten Phase können Sie prüfen, ob Ihre Arbeit, Ihr kulturelles Engagement stimmig für Sie ist. Wenn Sie sich soweit fit fühlen, können Sie wieder arbeiten gehen. Dabei sollten Sie allerdings darauf achten, ob es dort Möglichkeiten gibt, die Arbeit mehr Ihren Wünschen und Fähigkeiten anzupassen. Oft wird von Menschen Stress bei der Arbeit als Ursache einer Erkrankung genannt. Jetzt sollten Sie genau herausfinden, was an der Arbeit es ist, das Sie so stresst, und ob es eine Möglichkeit der Veränderung gibt. Diese Phase kann sich über längere Zeit hinziehen. Nach einer unkomplizierten akuten Erkrankung sollte sie nicht länger als sieben Tage dauern.

Wenn Sie sehr ernst oder sehr lange erkrankt sind, taucht in der Regel die Frage nach einer Bedeutung oder einem Sinn der Erkrankung oder sogar Ihres Lebens auf. Eine stimmige Klärung dieser Frage führt zu einer Stimmigkeit in der geistigen Daseinsdimension. Und eine solche Stimmigkeit ist sowohl Bestandteil als auch starke Ressource für Ihre weitere gesunde Entwicklung.

Die dritte und vierte Heilungsphase geben auch der Umgebung des Erkrankten besondere Chancen, sich gesund zu entwickeln. So können sich die Beziehungen in der Familie verständnisvoll verändern, oder der Arbeitsplatz kann gesünder gestaltet werden.

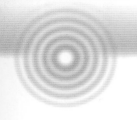

Eine chronische Erkrankung und »Zivilisationskrankheiten« entstehen, wenn die Heilungsphasen ins Stocken geraten sind. Das kann die unterschiedlichsten Gründe haben. Dann ist es oft hilfreich, die Heilungsphasen zu aktivieren. Am häufigsten sind die Heilungsprozesse in der dritten Heilungsphase, in der stimmigen Lösung sozialer Beziehungen hängengeblieben. Deshalb liegt hier häufig der sinnvollste Ansatz, wieder Bewegung in den Heilungsverlauf zu bringen, z. B. durch seelische Klärung. Dabei ist es allerdings meist hilfreich, auch die anderen Heilungsphasen anzuregen, sei es durch Körpertherapiemethoden, spezielle Ernährungsformen u. Ä. Allerdings helfen diese alleine meist nicht mehr oder nur kurzzeitig, wenn nicht auch ein Mindestmaß an Stimmigkeit in der sozialen Dimension bzw. der größten betroffenen Dimension hergestellt wird. Unterstützend sowohl für Heilungsverläufe als auch zur Vorbeugung kann auch die folgende Übung sein.

Behandlungsmethoden sollten möglichst auch die größte Daseinsdimension einbeziehen, die bei der auslösenden Unstimmigkeit beteiligt war. Das können bei dem einen die zwischenmenschlichen Beziehungen sein und bei dem anderen vielleicht die Bedingungen am Arbeitsplatz.

Achtsame Bauchselbstmassage

Diese Übung dient der Entspannung und dem Säure-Basen-Gleichgewicht. Sie stammt von der Naturheilärztin Dr. med. Renate Collier, die ihre Aufmerksamkeit besonders der Regulation des Säure-Basen-Stoffwechsels gewidmet und die Selbstmassage aus der Bauchmassage der F.-X.-Mayr-Kur entwickelt hat (siehe S. 204). Sie können damit nicht nur die physiologische Darmtätigkeit fördern und die Entsäuerung des Organismus unterstützen, sondern auch das gesamte vegetative System beruhigen. Deshalb eignet sich die Übung vor allem mittags oder abends zum Einschlafen. Sie dauert 10 bis 20 Minuten.

▶ Legen Sie sich entspannt auf den Rücken. Die Hände liegen auf dem Unterleib unterhalb des Bauchnabels, am besten mit Hautkontakt. Spüren Sie mit den Händen die Wärme des Bauchs, die Aktivität des Darms und die Bewegung des Bauchs mit der Atmung. Spüren Sie mit der Bauchhaut die Wärme Ihrer Hände, das Gewicht und die Spannung der Hände. Widmen Sie sich etwa 5 Minuten nur diesem Spüren.

▸ Atmen Sie ruhig in den Bauch ein und aus. Dabei werden beim Einatmen die Hände angehoben, die auf dem Unterbauch liegen. Bei dieser Zwerchfellatmung werden die Baucheingeweide zusammengedrückt und die Bauchdecke bewegt sich nach vorn-oben – deshalb wird sie auch Bauchatmung genannt. Mit dieser Atmung werden die Eingeweide und auch die Blutgefäße des Bauchraums rhythmisch massiert. Somit unterstützt die Bauchatmung die Verdauung und auch die Durchblutung der Bauchorgane, insbesondere den venösen Pfortaderkreislauf, der auch die Leber versorgt. Eigentlich stellt die Bauchatmung die normale entspannte Ruheatmung dar, die bei Anstrengung durch die Brustatmung ergänzt und bei Schreck oder Angst durch sie ersetzt wird. Auch mit Angst verbundener chronischer Stress kann die Bauchatmung blockieren. Das führt sowohl zu einer flacheren Atmung mit folgender Übersäuerung des Organismus als auch zu einer schlechteren Verdauung und Durchblutung des Bauchraums. Deshalb ist die Anregung der entspannten Bauchatmung allein schon eine wichtige Voraussetzung für eine gute Säure-Basen-Regulation.

▸ Da unsere Eingeweide außerordentlich empfindsame Organe sind, gehen wir sehr behutsam mit ihnen um. So ist der erste Massageeffekt, den wir unseren Gedärmen zusätzlich zur Atmung zukommen lassen, allein durch das Gewicht unserer Hände gegeben: Beim Einatmen heben Sie die Hände mit der Bauchdecke hoch, beim Ausatmen drücken die Hände dann lediglich mit ihrem Eigengewicht den Unterbauch nach unten; dabei wird insbesondere der Dünndarm massiert.

Mit jedem Atemzug nehmen wir Moleküle auf, die zuvor schon von vielen Pflanzen, Tieren und Menschen geatmet wurden. So verbindet uns das Atmen rhythmisch mit der ganzen Biosphäre.

▸ Nach 5 Minuten können Sie den Druck der Hände auf den Unterleib beim Ausatmen ganz sanft vibrierend verstärken. Die Hände
beginnen, mit dem Ausatmen auf der Bauchdecke fein zu vibrieren,
zu zittern und damit auch den Bauch in ganz feine Schwingungen
zu versetzen – aber immer nur während des Ausatmens. Der leichte
Druck der Hände bleibt an der Oberfläche des Bauchs. Drücken Sie
die Hände nicht in den Bauch hinein. Während des Einatmens
heben Sie die Hände wieder an, damit der Bauch sich leicht ausdeh-
nen kann. Diese Intensivierung durch Vibration kann ebenfalls etwa
5 Minuten dauern.

▸ Legen Sie zum Abschluss die Hände wieder ruhig ganzflächig auf
die Bauchdecke und spüren Sie achtsam nach, was im Bauch vor
sich geht – auch im Zusammenhang mit der Atmung. Dabei können
Sie auch gern einschlafen.

Der Mensch – ein heilendes System

Selbstheilung und Selbstregulation

Aaron Antonovsky erachtete Vertrauen als so grundlegend für Gesundheit, dass er das Kohärenzgefühl mit diesem Begriff definierte: als »andauerndes und dennoch dynamisches Gefühl des Vertrauens«.

Vertrauen lernen

Ist ein solches Vertrauen ein Geschenk, oder kann man es lernen? Wie können wir in einer so verwirrend komplexen mehrdimensional schwingenden Welt voller Unstimmigkeiten und Stressfaktoren »andauernd und dynamisch« global vertrauen? In einer derart bewegten unvorhersehbaren Welt, in der jeder Gedanke an Kontrollierbarkeit von vornherein lächerlich erscheint?

Unser Kohärenzgefühl entsteht durch das Erleben von Stimmigkeit, z. B. durch Beständigkeit und Verlass in unseren Beziehungen. Dann entwickeln wir Vertrauen. Ein hohes Maß an Stimmigkeit erleben wir in der Kommunikation mit einem Menschen, wenn er etwas Ähnliches meint wie wir, oder wenn wir mehrfach auch ohne viele Worte Übereinstimmung erfahren haben. Dann können wir ihm vertrauen. Ähnliches gilt für unsere Erfahrungen in der Natur, mit Tieren, mit Lehrern, mit Vorgesetzten oder Politikern.

Vertrauen entsteht auch durch Selbstverständlichkeit im Dialog, durch eine Stimmigkeit in der Kommunikation, die nicht erst erklärt werden muss, sondern selbstverständlich ist.

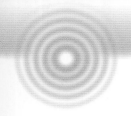

Unser Gefühl von Vertrauen ist mit dem Erleben von stimmiger Verbundenheit positiv rückgekoppelt: Wenn wir aufbauende Kohärenz mit einem Menschen, mit der Natur, Kultur oder global-geistig erleben, bekommen wir ein Gefühl von Vertrauen – das Annäherungssystem wird angeregt. Und dieses Vertrauen intensiviert wiederum das Erleben von Stimmigkeit. So sind Kohärenzerleben und Vertrauen zwei sich gegenseitig bildende und verstärkende Qualitäten, die maßgeblich für die Entstehung von Gesundheit verantwortlich sind. Diese Art von positiver Rückkopplung ist ein grundlegender Vorgang unseres Lernens und unserer Selbstheilung.

Hirnforscher und Psychotherapeuten sehen in zwischenmenschlichen Dialogen gerade bei Kindern einen wichtigen Faktor für eine gesunde Persönlichkeitsbildung sowie die Vorbeugung von Angststörungen, Depressionen und psychosomatischen Erkrankungen.

Selbstvertrauen durch Vertrauen

Auch wenn es aufgrund von Erbanlagen dem einen Kind leichterfallen mag zu vertrauen als dem anderen, so entsteht Selbstvertrauen in jedem Kind auf die gleiche Weise: dadurch, dass ihm Bezugspersonen vertrauen. Dies kann in der Schwangerschaft beginnen – als Vertrauen in das Gedeihen des Ungeborenen und in das Zusammenspiel von Kind, Mutter und Vater. Beim Säugling ist es ein Vertrauen in seinen Lebenswillen und in seine Kraft, seine Bedürfnisse zu kommunizieren und zur Familie gehören zu wollen.

Selbstvertrauen wächst in uns auch, wenn wir etwas lernen und mit Erfolg anwenden. Dabei spielt das Vertrauen, das in uns gesetzt wird, eng mit dem (Selbst-)Vertrauen zusammen, das wir durch Üben und Aktivität erwerben. Wenn wir einen hinreichenden Funken von Vertrauen geschenkt bekommen haben, genügt dies oft als Basis dafür, dass wir unser Selbstvertrauen in einem positiven Rückkopplungsprozess weiter aufbauen. Daraus entsteht Mut, z. B. neue Verhaltensweisen auszuprobieren, neue Lebensbereiche zu erkunden und neue Herausforderungen anzunehmen.

Ist unser Urvertrauen erlernt?

Das Lernen von Vertrauen beginnt anscheinend schon sehr früh in unserem Leben. Ein Neugeborenes bringt viel Vertrauen mit auf die Welt, das sogenannte Urvertrauen – ein Vertrauen, mit dem es sich dem Leben anvertraut und sein Leben den Bezugspersonen anvertraut. Dieses Urvertrauen hat allerdings schon seinen Grund: Das Kind hat in der Gebärmutter neun Monate lang so viel Nahrung, Wärme und Liebe bekommen, dass es lebensfähig geworden ist. Möglicherweise ist das Gefühl von Urvertrauen sogar noch älter, nämlich im Laufe der Evolution gewachsen und damit auch in unseren Genen verankert.

Können Eltern ihre Kinder in dem Gefühl von Urvertrauen bestärken, indem sie zur Schwangerschaft und Geburt ganz »Ja« fühlen und sagen? Viele Ergebnisse aus der Erforschung der vorgeburtlichen Zeit sowie aus der Psychotherapie sprechen dafür.

Viele Menschen verfügen über Vertrauen als Ressource, die sie nach Belieben verschenken können und die sich nie erschöpft.

Fragen zum Nachdenken

- ▸ **Was brauchen Sie, um sich sicher zu fühlen?**
- ▸ **In welcher Umgebung können Sie ganz vertrauen, im Vertrauen alles loslassen?**
- ▸ **Welchen Menschen vertrauen Sie voll und ganz?**
- ▸ **Können Sie in Notsituationen oder Krisen Vertrauen mit »globaler Orientierung« finden?**
- ▸ **Wie sieht es mit Ihrem Vertrauen in Ihre Fähigkeit aus, gefährliche Situationen so zu handhaben, dass Sie unbeschadet oder sogar gestärkt daraus hervorgehen?**
- ▸ **Was brauchen Sie, um bei einer ernsthaften Erkrankung eine Heilung für möglich zu halten?**

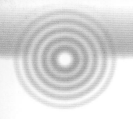

Wenn ein Kind geboren ist, hat es keine große Wahl. Es ist in Vertrauen und mit Vertrauen in das natürliche wie soziale Leben geboren. Wenn alle Beteiligten viel Angst dabei hatten, kann das Kind diese Angst mitfühlen und mit ins Leben nehmen – oft ohne später ihre Herkunft zu wissen.

Im Misstrauen zeigt sich auch der Wunsch nach tieferem Vertrauen.

Können wir Menschen mit einem gestörten Vertrauen wieder an ihr Urvertrauen erinnern? Immerhin gibt es für ein solches Urvertrauen viele gute Gründe. Der evolutionäre Grund ist, dass wir es im Laufe von gut drei Milliarden Jahren geschafft haben, uns aus vielen einzelnen Atomen mithilfe des Sonnenlichts zu Lebewesen zu entwickeln. Zudem hat es jeder Einzelne geschafft, in der Schwangerschaft mit Mutters Hilfe zu einem lebensfähigen Menschen zu reifen. Es gibt also genug Gründe für ein tiefes Vertrauen – sowohl in die globale Umgebung als auch in die eigenen Kräfte. In einer tiefen stimmigen Begegnung können wir an unser Urvertrauen erinnert werden – manchmal auch in einer Begegnung mit dem Tod.

Sehr eindrucksvoll schildert eine solche Erfahrung der blinde Jaques Lusseyran in seinem Buch *Das wiedergefundene Licht*. Er war im KZ Buchenwald an einer Rippenfell- und Mittelohrentzündung, an Rotlauf und einer Sepsis schwer erkrankt und von seinen Mitinsassen schon aufgegeben. »Die Krankheit hatte mich von der Angst befreit. Sie hat mich selbst vor dem Tod gerettet. […] Das Leben war eine Substanz in mir geworden […] Sie kam wie eine hell schimmernde Welle, wie eine Liebkosung von Licht […] ich ließ mich auf ihr treiben […] Namen […] sie erklangen von selbst: ›Vorsehung‹ […] ›Gott‹ […] ich sog an der Quelle. Und dann trank ich, noch und noch! Diesen himmlischen Fluss wollte ich nicht lassen! […] Es war dasselbe, stets dasselbe: das Leben, das mein Leben schützte […] Ich durfte nicht zulassen, dass die Angst meinen Körper überfiel. Denn Angst tötet, Freude aber schenkt Leben.«

Vertrauen finden und entwickeln

▸ Suchen Sie immer wieder Gelegenheiten zu stimmigen Dialogen. In einer aufbauenden Kommunikation, in der Sie sich gegenseitig mitfühlend verstehen – rational, emotional und womöglich auch körperlich-sinnlich –, können Sie mehr und mehr Vertrauen finden und entwickeln. Wenn es um Vertrauensbildung geht, geht es darum, dass Sie immer wieder Stimmigkeit im Dialog finden.

▸ Bevor Sie in eine für Sie beängstigende, verunsichernde Situation gehen, erinnern Sie sich an eine Situation, in der Sie sich sicher gefühlt haben und ganz vertrauen konnten. Mit diesem Gefühl von Vertrauen können Sie den Mut aufbringen, in bislang unsichere Gefilde vorzudringen und sie sicher zu machen. Ein Gefühl von Vertrauen baut sich auf durch wiederholtes Erleben von Stimmigkeit – auch durch wiederholtes Erinnern solcher Gelegenheiten.

▸ Suchen Sie Situationen – auch riskante –, die Sie konstruktiv gestalten, also handhaben können.

▸ Wenn Sie Angst haben oder sich unsicher fühlen, fragen Sie einmal nicht nach einer Ursache der Angst. Überlegen Sie, vielleicht gemeinsam mit einem Dialogpartner, was Sie für Ihr Gefühl von Sicherheit brauchen, was Sie brauchen, um mehr Vertrauen haben zu können. Dabei kann es unter Umständen hilfreich sein, sich den Kontext, in dem Ihre Angst entstanden ist, vor Augen zu führen.

Durch Erinnern an eine stimmige Situation können Sie ein Gefühl von Vertrauen aktivieren.

Das Urvertrauen, das hier gemeint ist, beschränkt sich nicht auf Vorhersehbares und Kalkulierbares. Es gilt umfassend, sowohl für Veränderliches als auch für Gleichbleibendes, für Vorhersehbares und noch mehr für Unvorhersehbares. Das hier gemeinte Urvertrauen ist etwas tief Existenzielles, in einen unbestimmten Urgrund des Lebens, etwas unserem Leben Implizites. Im Erleben von Lusseyran

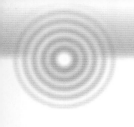

zeigt sich womöglich die aufbauende Resonanz zum Licht, die nach Fritz-Albert Popp am Beginn des Lebens steht. Es will sich nicht mit rationalen Argumenten wegreden lassen. Das Urvertrauen hat etwas mit der von Hans-Georg Gadamer beschriebenen Qualität des »selbstvergessenen Weggegebenseins« zu tun.

Eine gute Vertrauensübung ist die folgende: Lassen Sie sich im angenehm temperierten Wasser mit geschlossenen Augen von einem Partner oder einer in Watsu ausgebildeten Person auf dem Arm für 30 bis 60 Minuten sanft hin- und herbewegen.

Kommunikative Selbstheilung und Selbstregulation

Durch die stimmige Kommunikation mit unserer Umwelt, d.h. durch jede Art von aufbauender Wechselbeziehung mit ihr, entstehen Vertrauen und Selbstvertrauen, die wiederum eine stimmige Gestaltung unserer Umweltbeziehungen ermöglichen. Mit diesem positiven Rückkopplungsprozess haben wir schon den Kern der kommunikativen Selbstregulation erfasst.

In den 1970er-Jahren ging Ronald Grossarth-Maticek bereits der Frage nach der Selbstregulation sowohl intuitiv, ganz praktisch, als auch wissenschaftlich nach. Vor über 30 Jahren entwickelte und erforschte er eine Gesprächsweise zur Anregung der gesunden Selbstregulation. Diese Gesprächsführung bildet eine wichtige Grundlage für die Salutogene Kommunikation.

Implizite und explizite Selbstregulation

Unsere psycho-physische Selbstregulation besteht im Wesentlichen aus zwei oft parallel laufenden Funktionsweisen: einer impliziten und einer expliziten. Die implizite funktioniert überwiegend unbewusst und betrifft Zell- und Organregulation, als automatisch

146

empfundene Bewegungen, Gefühlsregungen, das Gedächtnis, tiefe Beziehungen und vieles mehr. Die Selbstregulation hat in jeder Sekunde einige Hundert Millionen eingehende Signale aus Sinneszellen und Abermilliarden biochemische und physikalische Reaktionen zu koordinieren. Es ist vollkommen undenkbar, diese Komplexität der impliziten Regulation bewusst gewollt zu regeln. In unserem aktuellen Bewusstsein können wir gerade 40 bis 50 Einzelsignale (Bits) pro Sekunde verarbeiten.

Wir haben letztlich keine andere Chance, als der impliziten Regulation zu vertrauen. Da sie weniger anfällig für Fehler ist als die explizite, bewusst gewollte, haben wir auch einen guten Grund, ihr zu vertrauen. Ein weiterer Grund besteht darin, dass sie bis jetzt gut dafür gesorgt hat, dass wir leben und uns entwickelt haben – lange bevor wir versuchten, unser Leben bewusst in die Hand zu nehmen. Selbst unser Denken und Wollen resultiert letztlich aus impliziten Vorgängen – allerdings nicht nur eines einzelnen Menschen, sondern größerer Systeme wie der Gemeinschaft oder einer Kultur.

Unser bewusster Umgang mit dieser impliziten individuellen Regulation kann nur bedeuten, dass wir ihr zum einen Raum und gute Bedingungen geben und sie zum anderen anregen.

Selbst unser Denken und Wollen resultiert letztlich aus impliziten Vorgängen – allerdings nicht nur im einzelnen Menschen, sondern auch aus impliziten Zusammenhängen größerer Systeme wie einer Gemeinschaft, der Kultur oder der Erde.

Aufgaben und Ziele der Selbstregulation

Die Selbstregulation des Menschen ist zielorientiert. Sie hat zur Aufgabe, eine optimale Kohärenz herzustellen, um unser Überleben zu sichern und unsere Entwicklung voranzubringen. Dazu gehört auch, uns vor Krankheiten und anderen Bedrohungen zu schützen bzw. bei Erkrankung wieder zu heilen.

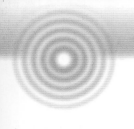

Die Selbstregulation erfüllt ihre Aufgabe, indem sie sowohl für die aufbauende Kohärenz des eigenen Systems als auch für die stimmige Verbindung mit ihren Kontextsystemen – Familie, Firma, Staat, Biosphäre – und deren Kohärenz sorgt. So kann die kommunikative Selbstregulation über das alleinige Ziel der Selbstheilung hinausgehen, wenn wir uns für die Familie oder den Beruf aufopfern.

Das Modell der Selbstregulation

Selbstregulation ist gesundheitsorientiert. Ihre Ziele – Stimmigkeit, Wohlbefinden, Sicherheit, Zugehörigkeit, Sinnerfüllung – sind stets attraktive Ziele, die uns motivieren.

Alle unsere Lebensäußerungen, etwa Atmen, Essen und Trinken, Bewegen, Lieben oder Arbeiten, drehen sich um attraktive Ziele, um Bedürfnisse und Ideale oder Aufgaben. Diese motivieren uns in unterschiedlicher Weise. Sie ziehen jeden Einzelnen auf seine individuelle Weise als Attraktoren ins Leben, in den Fluss des Lebens, in dem er nun auf seine Art schwimmen lernen kann.

So befinden sich in der Grafik des Selbstregulationsmodells (siehe S. 149) die attraktiven Ziele im Zentrum. Die einzelnen Phasen um das Zentrum herum benennen die Schritte zur Annäherung an diese Attraktoren, auch Sollwerte. In diesen drei dynamisch miteinander verknüpften Phasen finden wir die drei Komponenten des Kohärenzgefühls von Antonovsky wieder. Allerdings wird die Bedeutung von »Bedeutsamkeit, Handhabbarkeit und Verstehbarkeit« in ihrer dynamischen Verknüpfung unter dem Aspekt der Selbstregulation klarer.

Drei Phasen der Annäherung

▸ **Wahrnehmen** seiner selbst und seiner Umgebung: Wie bedeutsam ist der Unterschied zwischen aktuellem Befinden (Istwert) und attraktivem Ziel (Sollwert)? Davon hängt unsere Motivation ab.

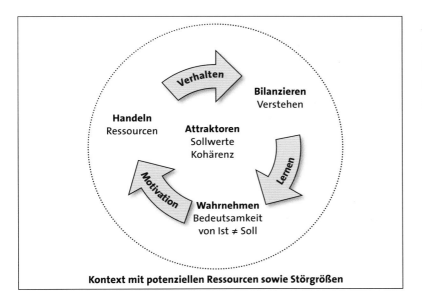

Annäherung findet in drei Phasen statt: im Wahrnehmen, Handeln und Bilanzieren.

▸ **Handeln,** um sich dem attraktiven Ziel anzunähern: Dabei werden alle möglichen Ressourcen erschlossen.

▸ **Bilanzieren** des Verhaltens und seiner Wirkung: Dies führt letztlich zu Verstehen.

Um die drei Phasen der Annäherung an attraktive Ziele weiter zu vertiefen, seien zwei Beispiele genannt: zur Atmung und zur Arbeit. Wenn unsere Messfühler für den Säuregrad und den Sauerstoffgehalt des Blutes einen Wert wahrnehmen, der bedeutsam vom Sollwert abweicht, werden über das Atemzentrum des Gehirns das Zwerchfell und die anderen Atemmuskeln aktiviert und die Atmung wird intensiviert und beschleunigt, soweit noch Ressourcen dazu vorhanden sind. Nach wenigen Atemzügen wird aufgrund neuer Messungen bilanziert, ob die Atemzüge erfolgreich waren, ob die Sauerstoffsättigung und der Säuregrad dem Sollwert angenähert sind. Dieser Vorgang läuft in der Regel gänzlich implizit ab.

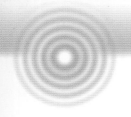

Schon der Atemvorgang ist im Detail so komplex – auch weil zusätzlich noch viele andere Faktoren, etwa Gerüche und seelisches Befinden, eine Rolle spielen –, dass wir ihn eher stören würden als fördern, versuchten wir, ständig bewusst und kontrolliert zu atmen.

Wenn wir aber nach einer Weile feststellen, dass unser Zwerchfell kaum noch mitatmet und unser Blut zu sauer ist, dass unsere Atmung ihr Ziel im Körper also nicht mehr erreicht, kommt die implizite Bilanz zu dem Urteil: Die Abweichung des Istwerts vom Sollwert ist so bedeutsam, dass es sich lohnt, den expliziten Modus einzuschalten und aktiv zu werden. Wir können uns dann je nach Situation bessere Luft besorgen, bewusst tiefer atmen, uns mehr bewegen oder entspannen.

Zum zweiten Beispiel: Herr M. hat das für ihn bedeutsame, attraktive Ziel, ein guter Lehrer zu werden. Dafür studiert er drei Jahre. Als er glaubt, genug zu wissen, absolviert er die erforderlichen Prüfungen, in denen er auf seine Ressourcen zurückgreift, d. h. sein gelerntes Wissen und seine Fähigkeit, es zu präsentieren. Die Bilanz zieht er angesichts der erhaltenen Noten: Er hatte genug gelernt, konnte aber das Gelernte nicht gut präsentieren. Dennoch hat er die Prüfung bestanden. Jetzt geht es in die nächste Runde der beruflichen Selbstregulation: in den Schuldienst. Jede Stunde läuft im Prinzip nach diesem Modell ab. Zunächst der innere Check: »Bin ich fit für den Unterricht?« Dann die Aktivität in der Unterrichtsstunde, dann die Bilanz: »Wie fühle ich mich jetzt? Wie nahe bin ich meinem Ziel gekommen, ein guter Lehrer zu sein?«

Vermutlich durchläuft sein unbewusster Selbstregulationszyklus alle Phasen in einer Unterrichtsstunde zig Male und sorgt in jedem Moment für sein Verhalten – allerdings eventuell unter anderen Richtkriterien. Dabei greift er in vielen, besonders in ungeplanten Situationen, wenn z. B. ein Schüler frech wird, auf unbewusste Verhaltensmuster zurück, die noch aus seiner eigenen Schulzeit kommen können. Unser Organismus zählt implizit alles zu seinen Ressourcen, was er irgendwann einmal gelernt hat, auch Verhaltensweisen von Vorbildern, die uns nicht gefielen. So kann es dazu kommen, dass Herr M. wütend auf eine Frechheit reagiert. Diese Reaktion weicht aber so stark von seinem Idealbild vom guten Lehrer ab, dass es bedeutsam für ihn ist, und er beschließt, sein Verhalten zu ändern.

Wenn sein Verhalten erfolgreich war, wird es gespeichert und bei einer ähnlichen Gelegenheit wiederholt. Wenn es nichts gebracht hat, erprobt er ein weiteres Verhalten.

Da er nun um eine Erfahrung reicher ist, findet der nächste Zyklus der Selbstregulation auf einem neuen Niveau statt. Allerdings bleiben die Phasen die gleichen. So kommt es auch im Kleinen zu einer spiraligen Entwicklung, wie sie für die großen Systemdimensionen in der Spiralgrafik skizziert ist (siehe S. 21).

Nicht nur der Mensch, auch andere Systeme regulieren sich nach diesem Modell der Selbstregulation, sowohl einfachere kleine lebendige Systeme wie Einzeller – bei denen das Lernen allerdings sehr beschränkt bleibt – als auch größere Systeme wie Organisationen und sogar Kulturen. Dabei sind die Regulationszyklen umso länger, je größer und komplexer das System ist.

Wahrnehmen, was bedeutsam ist

Diese erste Phase, die Selbstwahrnehmung, nimmt hier einen großen Raum ein, da sie einen guten Start in das Funktionieren der Selbstregulation ausmacht. Viele Menschen haben in ihrem Leben durch vielerlei äußere Einflüsse die Verbindung zu ihrem sinnlichen oder auch seelischen Innenleben mehr oder weniger eingebüßt. Das bedeutet nicht, dass wir uns alle inneren Vorgänge bewusst machen sollen. Das meiste erledigt sich von selbst, wenn wir ihm den Raum dazu geben. Vor allem sollten wir unser Innenleben nicht kritisch, ängstlich oder sorgenvoll beobachten. Eine solche von Ver-

Die Phase der Selbstwahrnehmung beginnt mit einer Vergegenwärtigung des aktuellen Befindens in allen Daseinsdimensionen und endet mit bedeutsamen Wünschen und Wunschlösungen.

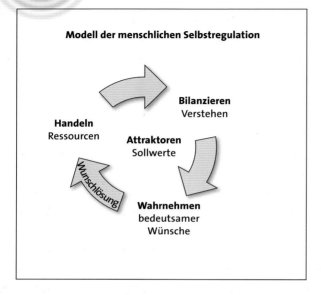

Modell der menschlichen Selbstregulation

Bilanzieren
Verstehen

Handeln
Ressourcen

Attraktoren
Sollwerte

Wunschlösung

Wahrnehmen
bedeutsamer
Wünsche

Die Wunschlösung motiviert uns und stellt einen Ausgangspunkt menschlicher Selbstregulation dar.

meidungsgefühlen gesteuerte Selbstwahrnehmung könnte eine gesunde Selbstregulation eher hemmen. In Bezug zu uns selbst dürfen wir Wohlwollen und Achtsamkeit walten lassen. Es geht bei der Selbstwahrnehmung vor allem um unsere Motive und Wünsche.

In der biochemischen und vegetativen Dimension der Selbstregulation funktioniert in der Regel alles »wie von selbst« – solange es nicht stärker gestört wird.

Dazu ein weiteres Beispiel, der Infekt: Der Organismus schätzt die Bedrohung eines Infekts als so bedeutsam ein, dass er den Sollwert für die Körpertemperatur von 37 °C auf 39 °C erhöht, um auf diese Weise die Viren besser abwehren zu können und seine Schwingungsfähigkeit zu erhöhen. Dies ist eine Fähigkeit (Ressource) des Organismus, die er im Laufe von Millionen Jahren gelernt und die sich in der Evolution bewährt hat. Wir zittern am ganzen Leib (»Schüttelfrost«) und erhöhen durch diese Bewegung die Temperatur. Das ist alles von der Natur wunderbar organisiert. Und die meisten Kinder erledigen mit einer Fieberreaktion den Infekt schnell und gründlich und trainieren nebenbei auch noch ihr Immunsystem. Nur wenige neigen zu Fieberkrämpfen, denen man dann vorbeugen kann.

Wenn nun aber die Eltern häufig die Temperatur messen und jedes Mal, wenn das Fieber etwas gestiegen ist, ein ängstliches und besorgtes Gesicht machen und mit dem Arzt drohen, kann das die vegetative Selbstregulation des Kindes stören. Wenn es dann noch ein Zäpfchen gegen Fieber bekommt oder Saft oder Tabletten schlucken muss, kann es sein, dass es irgendwann lernt, kein Fieber mehr zu bekommen, damit die Eltern nicht mehr so ängstlich sind und es sich selbst Unannehmlichkeiten erspart. Der Organismus erlebt die Reaktion der Eltern und des Arztes bedrohlicher als den Infekt und bilanziert, dass ihm die vertrauensvolle Stimmigkeit mit den Eltern in der übergeordneten sozialen Dimension bedeutsamer ist als das Fieber in der vegetativen Dimension. Dann vermeidet er es in Zukunft, Fieber zu bekommen, und hemmt innerlich diese Fähigkeit der gesunden Selbstregulation.

Die meisten körperlichen Vorgänge, die Wohlbefinden und Gesundheit ausmachen, laufen ganz nebenbei unterhalb der Schwelle unseres Bewusstseins ab. So ist der Eindruck verständlich, dass uns Gesundheit erst dann bewusst wird, wenn sie gestört ist, wenn wir krank sind – dass sie sich paradoxerweise erst durch vermeintliche Abwesenheit, bei Störung bemerkbar macht. Für einen Teil unserer Gesundheit trifft das zu.

Wenn unser impliziter Verarbeitungsmodus eine Unstimmigkeit für hinreichend bedeutsam hält, bringt er diese dem Bewusstsein möglicherweise in einer Bildersprache nahe, z. B. in Träumen in Form von sogenannten Traumsymbolen. Auch Befindensstörungen und Symptome oder sogar Erkrankungen können ein Resultat dieser impliziten Selbstregulation sein, die unser explizites Verstehen und Wissen zu Hilfe ruft. Die Symptome verschwinden dann wieder, wenn wir ihre Bedeutung richtig verstanden haben.

Aus der übergeordneten Perspektive der sozialen Rolle, etwa der Mutter- oder Vaterrolle, ist eine wohlwollend achtsame Haltung gegenüber dem Einzelnen, z. B. dem Kind, aufbauend förderlich. Aus

Angst vor der natürlichen Selbstregulation kann die Selbstheilung stören. In nebenstehendem Beispiel wurde die Entwicklung des Immunsystems durch das Vermeidungssystem gehemmt. Dies nennen wir eine negative Rückkopplung der vegetativen Selbstregulation, die hier durch soziale Beziehungen veranlasst wurde.

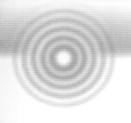

Fragen zum Nachdenken

▶ Welche Unstimmigkeiten und Abweichungen von Ihren wichtigsten Zielen sind so bedeutsam für Sie, dass Sie Ihr Verhalten deshalb ändern möchten?

▶ Wie nehmen Sie sich, Ihre Resonanz und Ihre Motivation in den folgenden Lebenswelten wahr: in der Natur, in der Familie, im Beruf, in geistigen und geistlichen Räumen?

▶ Welchen Einfluss hat diese Resonanz auf Ihr Leben?

Unser bewusst willentlich gesteuertes Verhalten soll gut mit den impliziten Vorgängen zusammenwirken.

dieser Haltung ergeben sich gute Bedingungen und Raum für die vegetative Selbstregulation. Bei Erwachsenen kann dies in Form eines »inneren Dialogs« mit dem »inneren Kind« geschehen. Dabei hört der Erwachsene achtsam und wohlwollend auf seine tiefen Impulse und Wünsche. Wir spüren in uns hinein, um etwaige Unstimmigkeiten gemeinsam mit dem impliziten Modus zu lösen. So können wir einen konstruktiven inneren Dialog entfalten.

Heute wird es immer wichtiger für unsere gesunde Entwicklung, ganz gewollt und bewusst für unsere Salutogenese zu sorgen, weil wir mehr Möglichkeiten der bewussten Einflussnahme auf unsere Gesundheit haben – im Positiven wie im Negativen. Deshalb ist unser explizites Handeln mehr gefragt.

Übungen zur Selbstwahrnehmung

Sie können Ihre Selbstwahrnehmung in allen Daseinsdimensionen durch unterschiedliche Methoden bzw. Übungen anregen und schulen. Vielleicht haben Sie solcherlei Übungen ja bereits für sich gefunden. In welchen Bereichen möchten Sie Ihre positive Selbstwahrnehmung noch verfeinern und bestärken?

Raum für die Selbstwahrnehmung

▸ Um der Selbstwahrnehmung, insbesondere der Wahrnehmung Ihrer attraktiven Ziele, Raum zu geben, brauchen Sie immer wieder Ruhe. Selbstregulation ist ein zyklischer Prozess. Da die Zyklen und Phasen in den verschiedenen Daseinsdimension unterschiedlich lange dauern, brauchen Sie auch unterschiedliche Zeiten der Ruhe, etwa kurze Pausen, Schlaf, einen Urlaub oder eine andere Rückzugsmöglichkeit.

▸ In den inneren Bildern und den körperlichen Symptomen können sowohl Unstimmigkeiten als auch Wünsche zum Ausdruck kommen. Deshalb kann es zur Selbstwahrnehmung hilfreich sein, sich immer wieder um ein Verständnis der inneren Bilder oder körperlichen Symptome zu bemühen und auf seine Träume zu achten – auf jeden Fall dann, wenn man von einem Traum aufwacht. Sie können sich besser an einen Traum erinnern, wenn Sie nach dem Aufwachen Ihre Augen noch geschlossen halten.

▸ Da der Schlaf für die implizite Selbstregulation außerordentlich wichtig ist, sollten Sie ihm einen sicheren und ungestörten Raum geben. Durch die Möglichkeit zu einer morgendlichen Besinnung wird dieser Raum erweitert. Gute Bedingungen für den Schlaf sind Ruhe, ein weitgehend regelmäßiger Schlafrhythmus und ab und zu die Möglichkeit zum Ausschlafen.

▸ Zur Selbstwahrnehmung braucht der Mensch einen Raum, in dem keine Anforderungen an ihn gestellt werden, die seine Aufmerksamkeit erfordern, und wo er nicht ver-führt, also von seinen Zielen weggeführt wird.

▸ Gut ist auch, die inneren Bilder oder Symptome nicht nur in Worten, sondern auch bildnerisch-gestalterisch auszudrücken, also Farben und Papier dafür zu verwenden. Musikalisch Befähigte drücken ihre inneren Bilder vielleicht lieber in Musik aus.

▸ Eine gute Bedingung zur Selbstwahrnehmung muss nicht immer ein reizarmer Raum sein, sondern kann auch mit Reizen gefüllt sein, zu denen Sie Resonanz entwickeln. Dabei sollten Sie sich allerdings immer so frei fühlen, allen Ihren inneren Impulsen Aufmerksamkeit zu schenken und denen zu folgen, die Ihnen gerade bedeutsam erscheinen.

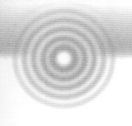

Besinnungsübung zur Selbstwahrnehmung

Unterbrechen Sie Ihre Tätigkeit 3-mal am Tag für 1 Minute und lenken Sie Ihre achtsame Aufmerksamkeit auf Ihre Atmung, Ihre Körperempfindungen wie Spannungen, Temperaturempfinden, Schmerzen, Stärke und Schwäche sowie auf alle Bilder, die in dieser Minute in Ihr Bewusstsein dringen.

Achtsamkeitsmeditation zur Selbstwahrnehmung

In Achtsamkeit können wir uns wohlwollend wahrnehmen, uns in Ruhe ohne kritische Bewertung und ohne Manipulation annehmen – so, wie wir sind.

Bei dieser Achtsamkeitsmeditation ist die Aufmerksamkeit auf die Atmung gerichtet. Sie achten auf sich selbst, was für viele Menschen heute eine Umkehr der Aufmerksamkeit bedeutet. Meditieren Sie zu Beginn möglichst nicht länger als 5 Minuten. Allgemeine Hinweise zur Meditation finden Sie auf den Seiten 64ff. Sie können diese Achtsamkeitsübung jederzeit und überall durchführen, wo Sie genügend Zeit und Sicherheit haben, z. B. beim Zugfahren.

▸ Die Aufmerksamkeit ist ruhig und offen und auf die Atmung gerichtet. Spüren Sie die Bewegung der Luft beim Atmen, wie sie durch Ihre Nase einströmt, durch den Rachenraum, den Kehlkopf und die Luftröhre strömt und sich dann im Brustkorb ausbreitet. Spüren Sie, wie die Eingeweide durch die Bewegung des Zwerchfells zusammengedrückt werden und sich der Bauch vorwölbt.

Anfänglich ist es meist schwierig, die Aufmerksamkeit fünf Minuten lang nur auf die Atmung zu richten. Mit etwas Übung wird es einfacher.

Dialogübung zur Selbstwahrnehmung

Die stärkste Anregung zur ganzheitlichen Selbstwahrnehmung können Sie im Dialog bekommen, wenn sich Ihr Dialogpartner für

Sie und Ihre Selbstregulation aufmerksam interessiert. Deshalb ist eine Dialogübung bzw. sind Gruppengespräche zu den folgenden Fragen sehr empfehlenswert: »Was tut Ihnen gut?« Und: Was tut Ihnen nicht gut?« Allgemeine Hinweise zu den Dialogübungen finden Sie auf Seite 44. Der Zeitrahmen für die Übung beträgt rund 20 Minuten.

▸ In dieser Dialogübung beantwortet Person A die Fragen: »Was tut dir (nachhaltig) gut? Und was tut dir nicht gut?« Erwünscht ist, dass sie dabei ins Erzählen kommt, wobei sie immer weniger darüber nachdenkt, ob ihr etwas guttut, sondern zunehmend direkt vom Nachspüren und Empfinden her spricht.

▸ Person B ist daran interessiert zu verstehen, wie die Selbstregulation ihres Gesprächspartners in allen Lebensbereichen funktioniert, und fragt dementsprechend nach. Wenn A nur vom Urlaub, Essen und Trinken erzählt, fragt B beispielsweise danach, was Person A in den Liebes- und Freundschaftsbeziehungen guttut und was ihr nicht guttut, was ihr im Beruf und im spirituellen Bereich guttut und nicht guttut. Sie fragt also nach Erfahrungen in allen Daseinsdimensionen.

Indem wir tun, was uns guttut, und dies reflektieren, praktizieren wir bereits eine gesunde Selbstregulation.

▸ Die Person in Rolle B soll nicht von sich erzählen oder etwas von Person A Gesagtes kommentieren, bewerten oder ihr Ratschläge erteilen – sie soll »nur« wohlwollend achtsam zuhören, fragen und möglicherweise spiegeln.

Im Grunde stellt sich unsere Selbstregulation die Frage nach dem, was uns guttut, implizit ständig. Wenn wir sie ab und zu auch explizit stellen, geben wir der impliziten Regulation mehr Raum und Wichtigkeit und regen sie damit an.

So wird die Selbstregulation im Raum der wohlwollend interessierten Aufmerksamkeit des Dialogpartners durch Fragen angeregt, sich zu entfalten.

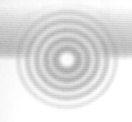

Wünsche und Sehnsüchte

Wenn wir wahrnehmen, wann und wobei wir uns wohlfühlen und wann nicht, können wir sowohl auf Probleme stoßen, also auf Situationen, in denen wir uns nicht wohlfühlen, als auch auf attraktive Wünsche oder Sehnsüchte, die uns zu einem höheren Maß an Wohlbefinden führen können. Innerlich wird dabei meist unbewusst abgecheckt, ob das mögliche höhere Maß an Stimmigkeit bedeutsam genug für uns ist, ob es lohnt, sich für den Wunsch einzusetzen. So wird aus der Selbstwahrnehmung wichtiger Wünsche die Motivation für unsere Aktivität angeregt.

Wenn ein Wunsch so bedeutsam ist, dass er mit Gefühl verbunden ist, bekommt er viel Energie, die für die Erfüllung des Wunsches förderlich ist. Zum Wünschen passen Worte wie »mögen«, »wollen«, »Lust«, nicht aber »müssen« oder »sollen«. Es geht hier nicht um gut gemeinte Wünsche, die unsere Eltern für uns hatten; es geht um Herzenswünsche in Bezug zum eigenen Leben, etwa sich leicht und frei bewegen können oder sich gut mit dem Partner, den Eltern und Kindern verstehen und dergleichen mehr.

Wir alle besitzen die Kraft des Wünschens – wir müssen sie nur mobilisieren.

Wir dürfen beim Wünschen zunächst alle Vernunft und Bedenken außen vor lassen. Für manche Menschen kann die gute Fee eine Hilfe sein, die aus dem Nichts auftaucht und ihnen einen Wunsch frei gibt. Beim Wünschen geht es darum, die seelische Kraft zu erschließen, die mit tiefem Wünschen verbunden ist. Diese kommt aus der attraktiven Mitte der Selbstregulation.

Die Wunschlösung

Der Wunsch darf wunschgemäß ins Blaue gehen und ganz unrealistisch oder auch ein Fernziel in einem inneren Dialog sein. Bei der

Wunschlösung geht es um seine Verwirklichung, um eine Annäherung an das Traumziel bzw. an die ideale Lösung eines Problems. Anschließend geht es um das Zusammenbringen von Wunsch und Wirklichkeit. Dazu leitet uns die Frage: »In welcher Situation will ich den Wunsch erfüllen? Wie soll die gewünschte Lösung eines Problems im konkreten Bezug aussehen?«

Bei der Wunschlösung können wir im Unterschied zum Wunsch Kompromisse mit der Realität eingehen. Wir bringen unseren inneren Wunsch in eine imaginierte Kommunikation mit der Umwelt, in einen äußeren Dialog.

Wenn Sie z. B. gern ein Traumhaus hätten, überlegen Sie sich, was Ihnen daran das Wichtigste ist: die Lage? Die Größe? Die Ausstattung? Dann schauen Sie, wie Sie sich das Ihnen Wichtigste schaffen können.

Mit Wunschlösungen gestalten wir unsere Zukunft – stimmig mit allen Daseinsdimensionen.

Wenn Sie sich von Ihrem Chef eine besser bezahlte Stellung wünschen, spüren Sie nach, was Ihnen das Bedeutsamste daran ist: die höhere Bezahlung, eine neue Arbeitsmöglichkeit, eine höhere Position oder nettere Kollegen in einer anderen Abteilung? Dann finden Sie heraus, was Sie tun können, um Ihren Chef zu veranlassen, Ihnen die Ihnen bedeutsamste Option zu eröffnen. Oder Sie wägen ab, bei einem anderen Arbeitgeber eine Stelle zu finden, die Ihren Wünschen näherkommt.

Wenn Sie sich eine Partnerin wünschen, die immer für Sie da ist, für all Ihre wechselnden Bedürfnisse, dann kann die Wunschkompromisslösung sein, dass Sie zufrieden sind, wenn sie Sie liebt, dreimal in der Woche für Sie kocht und am Wochenende mit Ihnen etwas Schönes unternimmt.

Die Wunschlösung muss aber bei allen Kompromissen noch attraktiv und damit bedeutsam genug sein, damit Sie das Gefühl haben, dass es sich lohnt, sich dafür zu engagieren.

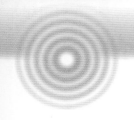

Dieses Gefühl von Bedeutsamkeit scheint zu entstehen, wenn wir die Möglichkeit sehen, dass wir bedeutend mehr Stimmigkeit herstellen können, als momentan vorhanden ist. Klar ist hier wieder, dass die Bewertung, ob etwas »bedeutsam« ist, ganz individuell und subjektiv getroffen wird. Dabei bewerten manche Menschen unter Umständen die Stimmigkeit in einer größeren Dimension, z. B. gesellschaftlichen Erfolg, höher als ihr körperliches Wohlbefinden oder die Stimmigkeit in zwischenmenschlichen Beziehungen wie beispielsweise in einer Partnerschaft oder in der Familie.

Mit einer stimmigen Wunschlösung wird die motivierende Komponente konkret wirksam, die Antonovsky als Gefühl der Bedeutsamkeit bezeichnet.

Dialogübung – »Wunschlösung«

Allgemeine Hinweise zu den Dialogübungen finden Sie auf Seite 44. Der Zeitrahmen für die Übung zur Wunschlösung beträgt rund 20 bis 30 Minuten.

▸ Sie – Person A – sitzen Ihrem Dialogpartner – Person B – gegenüber und wollen eine Wunschlösung für Ihr Problem finden. Stellen Sie sich ein Problem vor, das Sie noch nicht gelöst haben, das Sie möglicherweise schon länger ab und zu beschäftigt.

▸ Als Erstes richten Sie Ihre Aufmerksamkeit ganz auf Ihre Bedürfnisse, Ihre inneren Ziele und Wünsche und lösen sich gedanklich von allen äußeren Gegebenheiten. Wenn Sie Schwierigkeiten haben, eine Verbindung zu Ihren eigenen Wünschen herzustellen, kann Person B die gute Fee rufen, sinngemäß etwa so: »Stell dir vor, es kommt eine gute Fee und sagt zu dir, dass du einen Wunsch zu diesem Problem frei hast für eine optimale Lösung, frei von jeder Einschränkung. Was wünschst du dir?« Person B muss dann darauf achten, dass der Wunsch positiv formuliert ist, da unser tieferer impliziter Verarbeitungsmodus Negativformulierungen, z. B. Worte wie »nicht« und »keine«, nicht oder falsch verstehen kann. Positivformulierungen regen das Annäherungssystem an, das mit attraktiven Wünschen lustvoll verbunden ist.

▸ Wenn Person A ihren innerlich stimmigen Wunsch gefunden hat, der auch bei Person B emotional Resonanz findet, also nicht nur ein vernünftiger oder angepasster Wunsch ist, fragt B, wie die wunschgemäße konkrete Lösung des eingangs dargelegten Problems aussehen soll, wie die Wunschlösung in der gegebenen Realität funktionieren kann.

Handeln zur Annäherung an Wunschziele

Mit einem Wunschziel vor Augen, das uns bedeutsam erscheint, werden wir gern aktiv. Jetzt können wir selbst wirksam werden. Wir können erfahren, wie wir durch unser eigenes Handeln unserem attraktiven Ziel näherkommen.

Ein Säugling z. B. sucht die Aufmerksamkeit der Eltern bzw. die Milch der Mutter. Dafür schreit er manchmal sehr eindringlich, bis er eine zufriedenstellende Antwort erhält. Für Erwachsene sind ganz andere Wünsche und Ziele so bedeutsam, dass sie das Gefühl haben, dass es sich lohnt, für sie aktiv zu werden, z. B. einen Partner finden, Karriere machen, eine Reise unternehmen o. Ä. Im Handeln kommunizieren wir mit unserer Umwelt.

Schon im Laufe eines Tages unternehmen wir viele unterschiedliche Aktivitäten, die der Annäherung an ganz verschiedene Ziele dienen. Wir atmen, um genügend Sauerstoff zu bekommen; wir essen und trinken, um satt zu werden; wir gehen spazieren, weil es guttut; wir reden mit dem Partner, mit Freunden oder Kollegen, um uns zugehörig zu fühlen; wir arbeiten, um Geld zu verdienen.

Falls sich Ihre Wunschlösung auf das Verhalten einer anderen Person bezieht, überlegen Sie bitte, was Sie dazu beitragen können, dass diese Person ihr Verhalten ändert. Bedenken Sie dabei, dass Sie der anderen Person die Freiheit zu einer eigenen Entscheidung lassen.

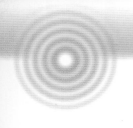

Im Erfolg unseres Handelns erfahren wir die Wirksamkeit unserer selbst und damit eine aufbauende Kommunikation mit unserer Umwelt. Die Freude an unserer kommunikativen Selbstwirksamkeit wird umso größer, je besser wir mit unseren Fähigkeiten und Ressourcen Stimmigkeit herstellen können.

Ressourcen aktivieren

Im Handeln und im Kommunizieren entfalten wir Autonomie.

Jeden Tag, in jedem Moment ist unser Organismus aktiv und greift dabei auf einen großen Ressourcenpool von Aktivitätsmustern zu. Das Herz pumpt das mit Sauerstoff angereicherte Blut zu allen Organen. Das Augenlid schützt reflektorisch die Augen vor heranfliegenden Gegenständen. In einer höheren Daseinsdimension bringen komplexe, gelernte Bewegungsabläufe wie Autofahren, Essen, Kochen oder Unterrichtgeben uns attraktiven Zielen näher.

Diese erfolgreichen Aktivitätsmuster sind unsere Fähigkeiten, auf die wir in neuen Situationen Tag für Tag zurückgreifen. Und jedes Mal lernen wir etwas dazu, da sich sowohl die Situationen als auch unser Verhalten mehr oder weniger geändert haben. Was bleibt, sind Ähnlichkeiten: Unser Gehirn arbeitet bei der Lösung von Problemen im Wesentlichen mit Analogien. Wenn wir mit einer gänzlich neuen Situation konfrontiert werden, brauchen wir Selbstvertrauen und Mut, Neues auszuprobieren. Um Hilfe zu bitten, ist dann vielleicht eine sehr gute Methode, die neue Situation zu meistern.

Dialogübung – »Was will und kann ich tun?«

Allgemeine Hinweise zu den Dialogübungen finden Sie auf Seite 44. Der Zeitrahmen für diese Übung zum zielführenden Verhalten beträgt 10 bis 30 Minuten.

▸ Sie haben sich im letzten Dialog (siehe S. 160f.) an ein Problem erinnert und eine Wunschlösung gefunden. Jetzt können Sie herausfinden, wie und mit welchen Ressourcen Sie sich Ihrer Wunschlösung annähern, also das Problem kreativ lösen können.

▸ Person B fragt Person A: »Was willst und kannst du tun, um der Erfüllung deines Wunsches bzw. deines Ziels näherzukommen? Was kannst du dazu beitragen, dass deine Wunschlösung Realität wird?« In dieser Phase darf Person B auch Lösungsvorschläge einbringen, wenn Person A nicht weiterkommt. B bietet ihre Ideen zu lösungsorientiertem Verhalten am besten in Frageform als Option an. Person A kann und soll autonom entscheiden, ob eine vorgeschlagene Möglichkeit für sie stimmig ist, um sich der Realisierung ihrer Wunschlösung zu nähern.

Durch unser Verhalten können wir uns unseren Wunschlösungen und attraktiven Zielen annähern.

▸ Person B bittet Person A, sich das gefundene, Erfolg versprechende Verhalten in der konkreten Situation vorzustellen: »Wenn du dir vorstellst, dass du dich in der problematischen Situation so verhältst, wie du es gerade als Möglichkeit für dich gefunden hast – wie fühlt es sich dann an? Ist es stimmig? Wie reagieren die anderen Beteiligten auf dein Verhalten? Wie gehst du mit deren Reaktion um?« Wenn es um Beziehungen zu anderen Menschen und um Konfliktlösungen geht, ist es oft lösungsführend, dass Person A sich einen Dialog mit den Betreffenden vorstellt.

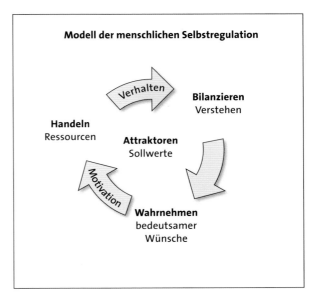

163

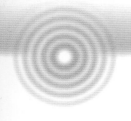

> ## Fragen zum Nachdenken
>
> ▸ **Was wollen Sie zur Annäherung an Ihre Wunschlösung tun?**
> ▸ **Welche Fähigkeiten und Ressourcen haben Sie dazu und welche brauchen Sie noch?**

Dabei kann sich Person A meist sehr genau vorstellen, wie der andere reagiert, wie er antwortet.

▸ Person B moderiert bzw. supervidiert dann den Dialog mit dem Ziel, eine stimmige Lösung zu finden. So fragt zum Abschluss Person B Person A: »Wie stimmig fühlt sich das Ergebnis an? Wie nahe bist du deinem Wunschziel gekommen?« Wenn es nicht befriedigend ist: »Gibt es möglicherweise noch alternative, Erfolg versprechendere Verhaltensweisen?«

Um Konflikte mit Mitmenschen im Dialog zu klären, erinnern wir uns daran, dass es hilfreich ist, die Bedürfnisse und Ziele mitzuteilen, die hinter dem Konfliktgefühl stehen.

Bilanzieren, verstehen und lernen

Nach jeder Aktivität wie Essen oder Arbeiten prüft der Organismus implizit oder explizit, ob das Verhalten erfolgreich war, ob man sich seinem Ziel angenähert hat. Über erfolgreiches Handeln freuen wir uns. Es lehrt und motiviert uns, ein solches Verhalten in einer ähnlichen Situation zu wiederholen. Weniger erfolgreiches Handeln kann uns zum Erproben von neuem Verhalten motivieren. Weniger Erfolgreiches ist besonders gut zum Lernen von Neuem.

Indem wir bilanzieren, reflektieren wir unsere Aktivität. In dieser Phase der Reflexion einer problematischen Situation suchen wir in unserer Vorstellung nach Verhaltensmöglichkeiten, die vielleicht erfolgreicher gewesen wären. Dazu checken wir im Geiste immer wieder ab, wie wir uns am Schluss fühlen würden, ob das Ergebnis eines anderen Verhaltens für uns stimmiger gewesen wäre. Diese

Vorgänge verlaufen oft implizit. Wenn wir allerdings im Wiederholen eines Problems stecken bleiben, ist es zweckmäßig, gerade auch die Bilanzierung bewusst vorzunehmen. Also imaginieren wir nicht nur unser Verhalten, sondern auch unsere Selbstwahrnehmung und sogar die Bilanz und mögliche Alternativen.

Ein Beispiel: Eine Lehrerin hat schon als Kind mit sechs Geschwistern immer allen geholfen. Jetzt, mit 59 Jahren, fühlt sie sich mit der Pflege ihre alten Mutter und kranken Schwester überfordert. Sie möchte eine Woche Urlaub. Wenn sie sich aber vorstellt, dies ihrer Mutter mitzuteilen, zieht diese sich enttäuscht und leidend zurück. Durch gemeinsames Suchen nach einer geeigneten Kommunikation findet sie eine, die die Mutter mit einem Lächeln beantwortet. Bei dieser lösenden Kommunikation hat sie ein »warmes Herzgefühl von Seele zu Seele«. Dabei war sie sich immer sicher, dass ihre Mutter sie im Grunde ihres Herzens glücklich sehen wollte.

Je mehr Erfahrung wir reflektiert haben, desto mehr Zusammenhänge können wir verstehen. Indem wir die Selbstregulation verstehen, verstehen wir den Zusammenhang zwischen unserer Motivation, Wahrnehmung, Aktivität und Bilanzierung.

Bilanzierungsgespräch bei einer chronischen Erkrankung

Wenn Sie an einer chronischen Erkrankung, einem chronischen oder wiederkehrenden Problem leiden, hat es sich als sehr hilfreich erwiesen, in größeren Abständen – mindestens nach einem Jahr – ein Bilanzierungsgespräch zu führen. Dies ist ein Ergebnis eines von der AOK finanzierten Modellprojekts zur salutogenetischen Orientierung in Allgemeinpraxen an den Universitäten Göttingen und

Durch eine bewusste Bilanzierung erhöhen wir unser Verständnis der Zusammenhänge und Wechselbeziehungen zwischen uns und unserer Umgebung. Durch bewusste Reflexion stärken wir also die dritte Komponente des Kohärenzgefühls, die Verstehbarkeit.

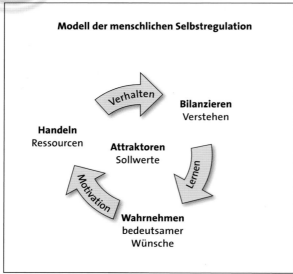

Modell der menschlichen Selbstregulation

Verhalten

Bilanzieren
Verstehen

Handeln
Ressourcen

Attraktoren
Sollwerte

Lernen

Motivation

Wahrnehmen
bedeutsamer
Wünsche

Witten-Herdecke unter der Leitung von Dr. Ottomar Bahrs und Prof. Dr. med. Peter Matthiessen (siehe S. 204). Ein Bilanzierungsgespräch, das Sie mit jeder Vertrauensperson durchführen können, beinhaltet einen allgemeinen Rückblick auf Ihr Leben in dem betrachteten Zeitraum. Dabei reflektieren Sie sowohl alle wichtigen inneren Prozesse als auch äußeren Ereignisse, ohne vorab schon eine Kau-

Durch Bilanzieren können wir entscheiden, ob unser Handeln uns der gewünschten Lösung nähergebracht hat. Dabei können wir lernen.

salität herzustellen. Oft ergibt sich ein ganz neues Verständnis von Zusammenhängen, und Sie bekommen damit eine neue Grundlage für neue Entscheidungen. Sie können sich ein Erfolg versprechendes Verhalten in einer problematischen Situation vorstellen und dabei gefühlsmäßig prüfen, ob es zum erhofften Erfolg führen könnte oder eher nicht, ob sich das Resultat stimmig anfühlt oder nicht, ob es Ihnen guttut oder nicht. In der Vorstellung können wir auch alternative Verhaltensweisen prüfen.

Heilsame Systeme

Gesundung, Salutogenese findet in unterschiedlichen Bezugssystemen statt. Die Beziehungen in solch »heilsamen Systemen« haben bestimmte Eigenschaften.

Salutogene Patient-Arzt-Beziehung

Für den Patienten spielt Vertrauen eine viel größere Rolle, als wissenschaftlich bislang anerkannt worden ist. Oft sprechen Patienten es aus, dass sie ihrem Arzt oder Heilpraktiker vertrauen, öfter bleibt es unausgesprochen und unbewusst. Dann zeigt es sich implizit in der offenen, Hilfe suchenden Haltung des Patienten gegenüber einer erhofften Rettung. Vertrauen ist gewissermaßen ein Türöffner für eine Annäherung an positive Gesundheitsziele.

Die meisten Patienten schenken ihrem Behandler ihr Vertrauen. Dieser tut gut daran, das Vertrauen gleichermaßen dem Patienten zu schenken. Eine solch gegenseitige vertrauensvolle Beziehung stellt die beste Grundlage für eine erfolgreiche Behandlung und für Genesung dar.

Vertrauen schließt Misstrauen nicht aus. Die allgemeine Fähigkeit zu vertrauen ist eine gute Basis für ein gesundes Misstrauen, wenn es um konkrete Dinge geht – etwa bestimmte Medikamente oder auch Theorien. Das Verhältnis von Vertrauen zu Misstrauen ist entsprechend dem Verhältnis von Annäherung zu Vermeidung (siehe S. 67ff.).

Im Gefühl des Vertrauens geben wir uns dem Leben hin und öffnen uns für Resonanzen, die Heilung schaffen können. Diese sind nicht berechenbar – wie Wunder, wie eine »Wunde, die zu Ende geht«.

Misstrauen, Hoffnung und Vertrauen

Nicht selten suchen an Krebs oder anderen bedrohlichen Krankheiten erkrankte Patienten zwar mit Hoffnung, aber ohne viel Urvertrauen bei verschiedenen Ärzten und Heilpraktikern nach rettenden Behandlungen. Die Hoffnung kann sich auf »harte« Chemotherapeutika oder »sanfte« Naturheilmittel beziehen. Zum Unglück der

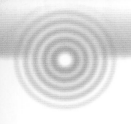

Patienten bleiben die Behandlungen häufig erfolglos. Auf ihr Vertrauen hin angesprochen berichten sie, dass sie ja dieser oder jener Methode bzw. diesem oder jenem Behandler ihr ganzes Vertrauen geschenkt hätten – aber es habe alles nichts genützt.

Es ist schwierig, mit diesen Menschen in der Not ihrer bedrohlichen Erkrankung über ein weitergehendes Vertrauen in größere Zusammenhänge so zu sprechen, dass ihr »durchdringendes, andauerndes und dennoch dynamisches Gefühl des Vertrauens« angeregt wird. Sehr leicht fassen sie alle Worte als Kritik oder Vorwurf auf, weil ihr Unstimmigkeitserleben ungeheuer tief in vorsprachlichen Beziehungen sitzt. Für sie ist eine Kombination aus körperlich und emotional stimmigen Erfahrungen mit verständnisvollen Gesprächen hilfreich.

Die Wertschätzung von Misstrauen kann paradoxerweise Vertrauen schaffen.

Wenn eine frühe, auch psychische Verletzung, eine intensive Erfahrung von Unstimmigkeit erinnerlich wird, ist es wichtig, diese empathisch als Verletzung, Enttäuschung oder Stress anzuerkennen. Weiterhin kann dann wertgeschätzt werden, dass die betroffene Person aus dieser negativen Erfahrung heraus ein tiefes Misstrauen entwickelt hat, um sich vor weiteren Verletzungen zu schützen. Eine solche empathische Wertschätzung des Misstrauens öffnet sie für die Bildung neuen Vertrauens.

Ein solches Vertrauen ist allemal begründet, allein schon durch die Tatsache, dass dieses Leben es auf wunderbare Weise verstanden hat, sie bis heute am Leben zu erhalten, dass sie schon viele schwierige oder sogar lebensbedrohliche Situationen überlebt hat. Im Übrigen gehört auch das Sterben zum Leben – im Sinne von Loslassen alter, unstimmiger, überflüssiger Verbindungen.

Im Gespräch kann auch ihr Gefühl von Hoffnung als positiver Anknüpfungspunkt dienen, von dem aus sie zum Ursprung dieses Gefühls finden und erahnen kann, was sie ursprünglich in ihrer tiefsten Tiefe erhofft hatte, sich sehnlichst wünschte – bevor ihr Urvertrauen enttäuscht wurde. Aus einer solchen im Dialog verstandenen aufbauenden Verbindung kann sie zu einer neuen Perspektive im Leben finden.

In einer solchen salutogenen Kommunikation wird die individuelle Selbstregulation in einer Wechselbeziehung mit einem Behandler oder anderen Dialogpartner angeregt.

Vertrauen in ein größeres System

Muss man an Akupunktur glauben, damit sie hilft? Ein Patient berichtete erstaunt, dass ein homöopathisches Mittel ihm geholfen habe, obwohl er gar nicht an Homöopathie glaubte.

Wenn es um Heilung geht, kommt es nicht so sehr darauf an, dass man an ein bestimmtes Medikament, eine bestimmte Methode oder einen bestimmten Behandler glaubt und ihm vertraut – es kommt vielmehr darauf an, dass man allgemein in Heilung, in Gesundungsprozesse vertraut.

Gesundungsprozesse entstehen im systemischen Zusammenspiel von Heilung suchendem Patienten, Behandler und Heilmittel. Gesundungsprozesse sind größer als nur ein Teil dieses heilsamen Systems und ermöglichen damit auch unvorhersehbare Möglichkeiten, die sich nicht aus den Eigenschaften der beteiligten Systeme ableiten lassen – schon gar nicht alleine aus der chemischen Beschaffenheit eines Arzneimittels.

Diese Vorgänge sind meist implizit und wirken damit im Verborgenen. So ist es denn eine kommunikative Kunst, heilsame Systeme zu kreieren, ein heilsames Zusammenwirken von Patient, Behandler und Heilmittel herzustellen. Dabei hilft die statistische Arzneimittelforschung als ein Faktor, das Vertrauen des Arztes in die Arznei zu

Durch salutogene Kommunikation können wir immer wieder zu einem »durchdringenden, andauernden und dynamischen Gefühl des Vertrauens« finden und somit heilsame Systeme kreieren.

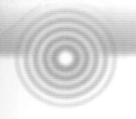

stärken. Weiter spielen noch zahlreiche andere Faktoren eine Rolle. Hilfreich für eine gesunde Entwicklung ist ein Vertrauen mit Orientierung auf größere Systeme wie z. B. kulturelle Institutionen, die Natur, das Leben im Allgemeinen oder eine göttliche Dimension. Ein Vertrauen mit globaler Orientierung kann uns für ein stimmiges Zusammenspiel in einer größeren Daseinsdimension als der erkrankten öffnen. Am besten ist dabei wie oben ausgeführt ein unerschütterliches Urvertrauen, das einer positiv stimmigen Gottesbeziehung wie im Beispiel Lusseyrans (siehe S. 144) nahekommt.

Wir leben, wachsen und entfalten uns immer in Wechselbeziehung zu unserer Umgebung – in Gemeinsamkeit und Konflikt, in mehr Kohärenz durch Konfliktlösung.

Kommunikative Selbstheilung im Kontext

Unser Leben heute ist ein Ergebnis von Milliarden Jahren währender teilweiser Übereinstimmung von Bedürfnissen der Lebewesen und ihrer Umwelt. Zu dieser Stimmigkeit gehörten Herausforderungen, die handhabbar waren. Wenn unsere Umgebung nicht mehr Aufbauendes für uns hätte als Schädigendes, wären wir nicht mehr am Leben. Wenn Krankheit ansteckender wäre als Gesundheit, würden wir aussterben.

So dürfen wir uns immer wieder auf die aufbauende, stimmige Kommunikation mit der Umgebung, der Biosphäre, mit »Mutter Erde« und »Vater Sonne« besinnen und uns darüber freuen. Wir dürfen dankbar sein für alles, was wir von ihnen bekommen haben und täglich bekommen. Wir dürfen ein tiefes Gefühl von stimmiger Gemeinsamkeit wahrnehmen, das die Grundlage unseres Lebens auf der Erde ist.

In diesem Bewusstsein und dem Gefühl von Verbundenheit haben wir eine gute Basis, ein umfassendes Gefühl von Vertrauen mit globaler Orientierung auch dafür, dass wir Gefahren ins Gesicht blicken und sie handhaben können. Ein grundlegendes Kohärenzgefühl ist der gute Boden für die Bildung, Entfaltung und Anwendung von Widerstandsressourcen. Wenn wir häufiger die Erfahrung gemacht haben, gefährliche Situationen bewältigt zu haben, stärkt das wieder unser Selbstvertrauen und Kohärenzgefühl. Hier kommt es erneut zu einer positiven Rückkopplung zwischen Handhabbarkeit und Kohärenzgefühl.

Dieses Verständnis führt dazu, dass wir bei einer Erkrankung nicht mehr nach einer Ursache fragen, sondern nach dem Kontext, in dem sie entstanden ist. In Bezug zu Gesundheit fragen wir nach einem Kontext, in dem sie entstehen kann. Aus dieser Betrachtung kann der Einzelne zur Erkenntnis neuer Verhaltensweisen kommen, die zu mehr Wohlbefinden in dem betreffenden Kontext führen.

Selbstheilung größerer Systeme

Mit unseren kulturellen Errungenschaften sind wir heute in der Lage, den Kontext unseres Lebens weitgehend selbst zu gestalten – so weitgehend, dass einige Menschen monatelang außerhalb der Erde in einer künstlichen Umgebung leben können.

Wie ist es um die Masse der Menschen bestellt? Hier ist nicht der Ort, um Konzepte für die Gestaltung eines gesundheitsfördernden Betriebs oder einer salutogenen Politik auszubreiten. Hier soll der Hinweis genügen, dass all diese Systeme sich entsprechend dem Modell der Selbstregulation entwickeln – wenn sie sich denn überhaupt nachhaltig gesund und erfolgreich entwickeln und sich nicht als Sackgasse der Evolution erweisen.

Wenn wir für unsere Erkrankung einen Kontextbezug gefunden haben, können wir oft schon durch eine kleine Veränderung vielleicht auch der eigenen inneren Bedingungen Gesundung erreichen.

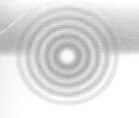

Die Ausgangsphase ist für die Verantwortlichen die Wahrnehmung bzw. Bestimmung des maßgeblichen Ziels. Dieses Idealbild, den Attraktor des Systems, setzen sie in Bezug zu den Bedingungen. Für eine Schule kann das Ziel beispielsweise sein, Wissen, Fertigkeiten oder Persönlichkeitsbildung zu vermitteln, für eine Firma können Profit, die Zufriedenheit der Mitarbeiter oder Innovation das Ziel sein. Anschließend beurteilen sie den Unterschied von Ist- und Sollwert danach, ob er bedeutsam ist, woraus die Wunschlösung entsteht – für die Schule vielleicht ein Lehrplan, für die Firma bestimmte Produktionsziele.

Der nächste Schritt besteht in der Aktivierung von erforderlichen Ressourcen wie Mitarbeitern, Finanzen, Produktionsmitteln und dergleichen mehr. Nach einer gewissen Zeit schließlich – einem Quartal, einem Jahr, einer Legislaturperiode – wird Bilanz gezogen: Inwiefern haben die durchgeführten Aktivitäten zu dem gewünschten Ziel geführt?

Die Verantwortlichen nehmen die neu entstandenen Bedingungen wahr und verändern die konkreten Wunschlösungen sowie die Aktivitäten den Erfahrungen und neuen Bedingungen entsprechend. Möglicherweise tauchen neue Ideale, Wünsche oder zu lösende Probleme auf.

Das Modell der zyklischen Selbstregulation mit den drei Phasen ist auch auf größere Systeme wie Familien, Betriebe und andere Institutionen anwendbar.

Salutogenese in Organisationen

Wenn wir in die Selbstheilung unserer Kultur die Entstehung von Gesundheit integrieren wollen – was höchste Zeit wird, sowohl aus ethischen als auch aus ökonomischen Gründen! –, gehört die Salutogenese von Beginn an explizit mit berücksichtigt. Dadurch, dass sie explizit in die Selbstregulation von Organisationen eingeführt wird, ist eine schnellere gesunde Entwicklung möglich. Über kurz oder lang würde auch implizit – u. a. über den Krankenstand, das Engagement und die Kreativität der Mitarbeiter – der salutogenetische Aspekt über den Erfolg einer Organisation entscheiden.

Die Einbeziehung der Salutogenese beginnt bei der Zielformulierung. Eine Firma kann es so formulieren: »In unserer Firma soll die Produktion und Kommunikation so ausgerichtet sein, dass sie zur Gesundheit der Mitarbeiter beiträgt und die Kreativität der Mitarbeiter wieder der Firma zugutekommen kann.«

Eine salutogenetische Orientierung kann in vielen Organisationen einfach umgesetzt werden.

Eine solche attraktive Zielvorgabe impliziert, dass die Mitarbeiter in die Prozesse der Wahrnehmung von Istzustand und Sollwert, in Entscheidungen über die Aktivitäten sowie in die Bilanzierung einbezogen werden. Dabei werden sie auch nach ihrem subjektiven Empfinden befragt:

▸ Was tut Ihnen nachhaltig gut? Was tut Ihnen nicht gut?

▸ Was können Sie selbst für Ihr Wohlbefinden am Arbeitsplatz und für die Firma tun?

▸ Was soll sinnvollerweise an der Struktur und Kommunikation in der Firma geändert werden?

▸ Wie hat sich das Leben in der Firma im letzten Jahr verändert? Haben die durchgeführten Veränderungen mehr Stimmigkeit bewirkt? Welche Unstimmigkeiten sollen noch gelöst werden?

Diese Fragen können beispielsweise auch Inhalt von Mitarbeitergesprächen sein. Bei der Bilanzierung werden sowohl subjektive Wahrnehmungen, Meinungen und das subjektive Befinden, also »weiche Daten«, als auch Erkrankungen, Krankheitsfälle und Krankheitstage – »harte Daten« – sowie Neuerungen und Erfindungen berücksichtigt. All diese Wahrnehmungen sind ein wichtiges Feedback aus der individuellen und sozialen Dimension für die Struktur und Leitung der Firma – für die kulturelle Dimension. Durch ein Explizitmachen der Selbstregulation in der Organisation kann die Stimmigkeit zwischen den Daseinsdimensionen erhöht werden, was für die Gesundheit und Kreativität der Mitarbeiter und damit mittel- bis langfristig auch für die Organisation besonders wichtig ist. Da in der kulturellen Dimensionen die Selbstregulationszyklen länger als ein Vierteljahr dauern, sind explizite umfassende Bilanzierungen je nach Größe der Organisation und Fragestellung alle Quartale bis fünf Jahre angebracht.

In der gesunden Selbstregulation liegt noch eine große menschliche und gesellschaftliche Ressource verborgen, die wir jetzt ganz bewusst erschließen können.

Ressourcen-
management
Fähigkeiten wahrnehmen und entwickeln

Wenn in der Öffentlichkeit im Zusammenhang mit Gesundheit von Ressourcen gesprochen wird, sind fast immer die unzureichenden Geldmittel gemeint. Wenn im Zusammenhang dieses Buchs von Ressourcen die Rede ist, sind damit zunächst einmal alle dem Menschen innewohnenden und sozialen Ressourcen und erst zuletzt die finanziellen Mittel gemeint.

Antonovsky spricht von »generalisierten Widerstandsressourcen«. Er stellt einen umfassenden Katalog von persönlichen, sozialen, kulturellen und philosophisch-religiösen Ressourcen zusammen, die wir für unsere gesunde Entwicklung brauchen. Das ist auch recht nützlich; problematisch allerdings ist dabei der Begriff »Widerstandsressourcen«.

Mit dem Wort »Widerstand« wird uns glauben gemacht, es ginge darum, all diese wunderbaren Ressourcen ausschließlich dazu zu verwenden, krank machenden Stressoren zu widerstehen. Damit werden sie ganz in den Dienst der Abwehr, also des Vermeidungssystems gestellt. Da wir jetzt wissen, dass es letztlich um Annäherung geht, sollten wir den Begriff »Widerstandsressourcen« nur dann verwenden, wenn wir Ressourcen für unser Vermeidungssystem meinen. Um diesbezüglich keine Missverständnisse zu schaffen, verzichte ich ansonsten hier auf diesen Begriff.

Es erscheint heute sehr sinnvoll, dass wir mehr Ressourcen für die Annäherung an attraktive Ziele wie Gesundheit und Frieden erschließen. Eine solche Orientierung eröffnet andere Handlungsmöglichkeiten als der Kampf gegen Krankheiten, Kriege und Armut.

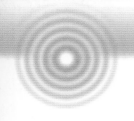

Die Selbstheilungsfähigkeit des Organismus stellt die wichtigste Ressource für unsere gesunde Entwicklung dar. Sie hält uns die meisten Tage des Jahres in einem weitgehend gesunden Zustand. In dem Kapitel »Der Mensch – ein heilendes System« (siehe S. 141ff.) wurde die gesunde Selbstregulation eingehend betrachtet.

In unserem modernen krankheitsorientierten Gesundheitssystem werden ständig menschliche Fähigkeiten und Möglichkeiten der Selbstheilung in großem Stil ignoriert und sogar geschwächt. Salutogenese bedeutet außer der Ausrichtung auf motivierende attraktive Gesundheitsziele auch, dass man alle möglichen Ressourcen zur Annäherung an diese erschließt und stärkt.

Für die gesunde Entwicklung brauchen wir unterschiedliche Qualitäten von Ressourcen: zum einen dynamische Prozessfähigkeiten zur Selbstregulation und zum anderen alle möglichen Ressourcen zur praktischen Umsetzung unserer Vorhaben.

Für unsere Selbstheilungsfähigkeit kommen außer unseren motivierenden Wünschen und unserem Urvertrauen drei sogenannte Prozessfähigkeiten zum Einsatz, die dynamisch die Selbstregulation ausführen:

▸ Die Fähigkeit zu erfühlen, wie bedeutsam eine Unstimmigkeit für unsere gesunde Entwicklung ist

▸ Die Handlungsfähigkeit, um die Unstimmigkeit abzumildern

Frage zum Nachdenken

Vielleicht haben Sie beim Lesen dieses Buchs noch ein Ziel in Erinnerung behalten, das für Sie attraktiv ist, ein lange vergessenes oder immer wieder drängendes Bedürfnis, einen Herzenswunsch oder eine Wunschlösung für ein belastendes Problem? Dann können Sie jetzt überlegen, welche guten Erfahrungen Sie bereits in ähnlichen Situationen gemacht haben, welche Fähigkeiten Sie haben und welche Unterstützung Sie bekommen können, um Ihr Ziel zu erreichen.

▸ Es gibt sehr viele Ressourcen für gesunde Entwicklung – welche haben Sie? Welche möchten Sie noch entwickeln bzw. erwerben?

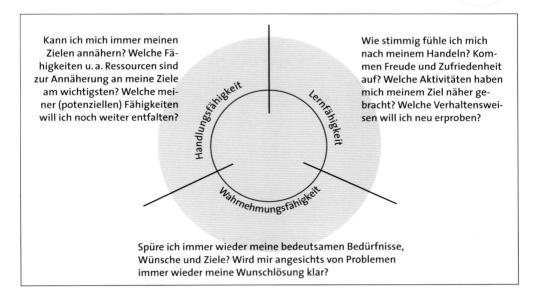

Kann ich mich immer meinen Zielen annähern? Welche Fähigkeiten u. a. Ressourcen sind zur Annäherung an meine Ziele am wichtigsten? Welche meiner (potenziellen) Fähigkeiten will ich noch weiter entfalten?

Wie stimmig fühle ich mich nach meinem Handeln? Kommen Freude und Zufriedenheit auf? Welche Aktivitäten haben mich meinem Ziel näher gebracht? Welche Verhaltensweisen will ich neu erproben?

Spüre ich immer wieder meine bedeutsamen Bedürfnisse, Wünsche und Ziele? Wird mir angesichts von Problemen immer wieder meine Wunschlösung klar?

▸ Die Lernfähigkeit, die Zusammenhänge zu verstehen und bei Bedarf neue Verhaltensweisen zu finden und Ressourcen zu erschließen Weiter spielen konkrete Ressourcen insbesondere bei der Handlungsfähigkeit eine wichtige Rolle – was im Allgemeinen im engeren Sinne mit Ressourcen gemeint ist.

Übung – Fähigkeiten und Ressourcen

▸ Beantworten Sie bitte alle Fragen in der oben stehenden Kreisgrafik im Uhrzeigersinn – angefangen mit der Wahrnehmungsfähigkeit. Notieren Sie sich die Antworten auf einem Blatt Papier.

▸ Für den Fall, dass Sie bei Ihren Prozessfähigkeiten für Ihr Dasein hinderliche, d. h. bedeutsame Schwächen festgestellt haben, vergegenwärtigen Sie sich bitte Ihre vorhandenen Ressourcen. Dazu gehen Sie die Fragen in der folgenden Tabelle (siehe S. 178) durch, die zu der betroffenen Prozessfähigkeit gehören. Sie können auch

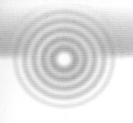

bei den anderen Ressourcen nachschauen, ob Sie dort welche finden, die Ihnen bei Ihrem Problem dienlich sein könnten.

▶ Die Antworten, die Ihnen zur Lösung Ihres Problems wichtig erscheinen, tragen Sie bitte in die Grafiken auf Seite 181 ein: in die obere die vorhandenen Ressourcen, in die untere die noch zu erschließenden bzw. erwünschten Ressourcen.

Fähigkeiten und Ressourcen des Wahrnehmens in den verschiedenen Daseinsdimensionen (DD)	
DD	**WAHRNEHMEN**
Physikalisch-chemisch / vegetativ	Wie ist Ihre Wahrnehmung in Bezug auf die materielle Umgebung (Luft, Temperatur, Strahlung etc.)? In Bezug auf Nahrungsmittel? Wie stimmig ist Ihr Körperempfinden? In Entspannung? In Bewegung?
Sozial	Wie stimmig sind Ihre nahen Beziehungen (Familie, Freunde, Nachbarn) für Sie? Wie nehmen Sie Ihre Emotionen in Bezug zu diesen Menschen wahr?
Kulturell	Wie stimmig nehmen Sie die Kultur, Werte und Normen sowie Institutionen wahr? Wie stimmig erleben Sie Ihre Vorstellungs- und Gedankenwelt? Wie ist Ihr Verhältnis zur Kultur, zur Sprache und anderen Kulturtechniken, zur Arbeit, zu Kreativität und Erfolg? Wie stimmig ist die Anerkennung, die Sie für Ihre Leistung bekommen?
Global	Wie können Sie geistige / universelle Gesetzmäßigkeiten jenseits der Vernunft wahrnehmen? Wie nehmen Sie globale Geschehen wahr? Wie nehmen Sie die Kohärenz der Menschheit wahr? Erkennen Sie globale Zusammenhänge – Kohärenz und Unstimmigkeiten?
Übergeordnet	Welchen Bezug haben Sie zum Glauben an eine Gottheit?

Fähigkeiten und Ressourcen des Handelns in den verschiedenen Daseinsdimensionen (DD)

DD	HANDELN
Physikalisch-chemisch / vegetativ	Können Sie dafür sorgen, dass Ihre materielle Umgebung hinreichend sicher und angenehm ist (Wohnung, Kleidung u. Ä.)? Können Sie immer wieder körperliches Wohlbefinden durch Ruhe, Entspannung, Bewegung, Atmung und Ernährung herstellen?
Sozial	Fühlen Sie sich in Ihrer Familie, Ihrem Freundeskreis und Ihrer Nachbarschaft zugehörig, glücklich und zufrieden? Wie viel persönliche Unterstützung bekommen Sie, wenn Sie sie brauchen? Wie können Sie verbal und nonverbal so kommunizieren, dass Sie Ihre emotionalen und sinnlichen Bedürfnisse hinreichend befriedigen? Können Sie immer wieder eine gewünschte Nähe bzw. Distanz zu Ihren Mitmenschen herstellen?
Kulturell	Fühlen und wissen Sie sich so in die Kultur integriert, dass es Ihnen Freude macht, sich in ihr und für sie zu engagieren? Welche intellektuellen, sprachlichen, kreativen und instrumentellen Fähigkeiten haben Sie? Ist Ihr Beruf, Ihr Arbeitsplatz eine Ressource für Wohlbefinden, Sinnerfüllung und Zufriedenheit? Welche äußeren Ressourcen (materielle, institutionelle, fachliche) haben Sie, um sich Ihren Zielen anzunähern und die Herausforderungen zu meistern?
Global	Fühlen oder wissen Sie sich so in Kohärenz mit der Menschheit und dem globalen Geschehen, dass es Ihnen immer wieder Kraft und Ausrichtung gibt? Haben Sie Zugang zu Ressourcen, um einen Beitrag zu global stimmiger Entwicklung zu leisten?
Übergeordnet	Haben Sie eine so positive Gottesbeziehung, dass sie Ihnen immer wieder eine Kraftquelle und/oder Führung ist?

Fähigkeiten und Ressourcen des Lernens in den verschiedenen Daseinsdimensionen (DD)

DD	LERNEN DURCH BILANZZIEHEN
Physikalisch-chemisch/-vegetativ	Haben Sie dafür gesorgt, dass Ihre materielle Umgebung hinreichend sicher und angenehm ist (Wohnung, Kleidung, Fahrzeug u. Ä.)? Können Sie durch Umgestaltung Ihrer materiellen Umgebung mehr Sicherheit und Wohlbefinden herstellen? Haben Sie durch einen Wechsel von Ruhe und Aktivität sowie durch Ihre Ernährung Wohlbefinden erreicht? Können Sie durch Veränderung von Gewohnheiten auch nachhaltiges Wohlbefinden erreichen?
Sozial	Wie haben Sie durch Ihr emotional präsentes Dasein und Verhalten zur Stimmigkeit in der Familie oder Gemeinschaft beigetragen? Haben Sie durch Ihre Kommunikation ein Gefühl der Zugehörigkeit hergestellt und Ihre emotionalen und sinnlichen Bedürfnisse befriedigend kommuniziert? Haben Sie eine gewünschte Nähe bzw. Distanz zu Ihren Mitmenschen hergestellt und immer wieder Freude verspürt?
Kulturell	Haben Sie in dem betreffenden Kontext das mitgestaltet, bewirkt oder erreicht, was Sie wollten? Haben Sie eine angemessene Anerkennung für Ihre Bemühungen und Ihre Leistung bekommen? Welche intellektuellen, sprachlichen, kreativen und instrumentellen Fähigkeiten suchen Sie bei sich oder Ihren Kooperationspartnern noch zu entwickeln? Welche zusätzlichen äußeren Ressourcen (materielle, institutionelle, fachliche) brauchen Sie, um die Entwicklung optimal voranzubringen?
Global	In welchem globalen und evolutionären Zusammenhang ist der betrachtete Vorgang zu sehen und zu verstehen? Dient er der gesunden Entwicklung der Menschheit?
Übergeordnet	Welche Rolle spielte Ihre innere geistige Ausrichtung und Haltung (»Gottesbeziehung«) sowie Ihre ethische Motivation für den Vorgang? Können Sie Ihre innere geistige Ausrichtung (Ihr »Gottesbild«, Ihre »Gottesbeziehung«) stimmiger gestalten?

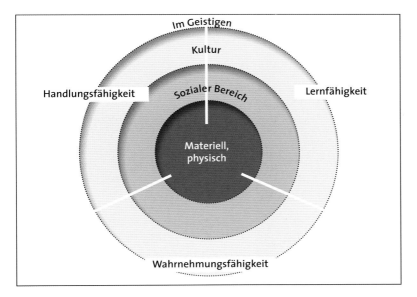

Vorhandene Fähigkeiten und Ressourcen in den einzelnen Daseins-dimensionen

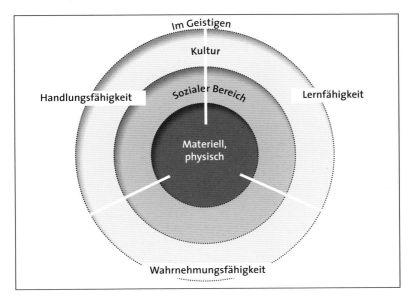

Zusätzlich er-wünschte Fähig-keiten und Res-sourcen in den einzelnen Daseins-dimensionen

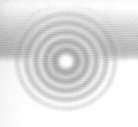

Schwächen in Ressourcen verwandeln

Wenn Sie einen Flug in den Urlaub gebucht haben, auf der Fahrt zum Flughafen einen Unfall haben, bei dem Ihr Auto zu Schrott geht, und Sie den Flieger verpassen, erleben Sie dies zu Recht als großes Pech. Wenn sich dann herausstellt, dass Ihr Flugzeug abgestürzt ist und alle Insassen zu Tode gekommen sind, wird Ihr Unfall zum Glücksfall.

So kann eine Folge von Ereignissen nachträglich zu einer gänzlich anderen Bewertung eines Erlebnisses führen. Da wir nun letztlich nie wissen, ob nicht ein jetzt erlebtes Unglück zu einem Glücksfall von morgen wird, können wir es immer so betrachten, als sei das aktuelle Erleben das Beste, was passieren kann.

Bei eingehender Betrachtung wird immer wieder deutlich, dass jede Bewertung eines Menschen oder einer Fähigkeit relativ ist und oft genauso gut das Gegenteil beinhalten kann. So ist es sinnvoll, nur solche Bewertungen vorzunehmen, die uns stärken.

Persönliche Unfähigkeiten in den sozialen Kontext bringen

Ganz ähnlich können wir persönliche Schwächen in einem größeren Zusammenhang verstehen und bewerten. Wenn eine Frau beispielsweise nicht in der Lage ist, einen Nagel in die Wand zu schlagen, um ein Bild aufzuhängen, so ist das gewiss eine Unfähigkeit. Diese führt aber dazu, dass ein Mann kommen darf, um ihr zu helfen und sich dabei gut fühlt.

Vielleicht führt dieser Vorgang sogar noch zu einer weiteren Beziehung der beiden – und die handwerkliche Unfähigkeit entpuppt sich als Fähigkeit, eine Beziehung mit einem ergänzenden Partner einzugehen.

Kulturelle Bewertungen im Kontext der Selbstregulation

Wenn ein Mensch außer Schmerz kaum Emotionen verspürt, so ist das sicher bedauerlich, und er würde schnell eine medizinische Diagnose aus psychopathologischer Sicht bekommen. Dabei stellt für ihn dieses Nichtspüren, diese Abspaltung von Emotionen vielleicht eine Fähigkeit dar, die ihm geholfen hat, ein traumatisches Erlebnis zu überwinden und trotzdem mit Vergnügen am allgemeinen wie auch kulturellen Leben teilzuhaben.

Es gibt Menschen, die sich leer fühlen, mit diesem Gefühl zum Arzt gehen und mit der Diagnose »Depression« wieder nach Hause kommen. Andere Menschen sehnen sich nach einem Zustand völliger Leere und meditieren dafür täglich mehrere Stunden oder zahlen viel Geld für entsprechende Seminare.

Wenn Menschen dort Stimmen hören, wo kein Mensch oder Lautsprecher zu sehen ist, nennen Ärzte es in der Regel akustische Halluzination. Genau genommen ist es die Fähigkeit, dort Stimmen zu hören, wo kein anderer Mensch welche hören kann.

Schwächen, Defizite, Unglücke, erlebte Traumata – alles im Leben hat einen Sinn, den wir erkennen können, wenn wir die Ereignisse in einem größeren Zusammenhang betrachten und verstehen wollen.

Jede Schattenseite weist auf ein Licht

Wenn Sie bei der Liste der Ressourcen in der einen oder anderen Dimension das Gefühl hatten, dass Ihnen dort wichtige Ressourcen fehlen, bewerten Sie dies bitte nicht zu schnell als Defizit. Wenn Sie sich z. B. in Ihrer Familie nie richtig zugehörig gefühlt haben, kann das ein Hinweis darauf sein, dass Sie besonders hohe Ansprüche an eine Familie stellen und empfindlich auf familiäre Unstimmigkei-

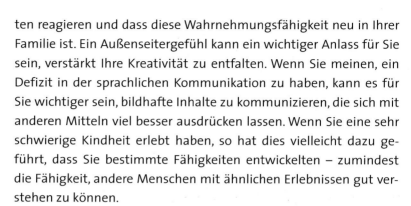

ten reagieren und dass diese Wahrnehmungsfähigkeit neu in Ihrer Familie ist. Ein Außenseitergefühl kann ein wichtiger Anlass für Sie sein, verstärkt Ihre Kreativität zu entfalten. Wenn Sie meinen, ein Defizit in der sprachlichen Kommunikation zu haben, kann es für Sie wichtiger sein, bildhafte Inhalte zu kommunizieren, die sich mit anderen Mitteln viel besser ausdrücken lassen. Wenn Sie eine sehr schwierige Kindheit erlebt haben, so hat dies vielleicht dazu geführt, dass Sie bestimmte Fähigkeiten entwickelten – zumindest die Fähigkeit, andere Menschen mit ähnlichen Erlebnissen gut verstehen zu können.

Wenn Sie chronisch leiden, so haben Sie nicht nur einen Leidensdruck, sondern auch eine Leidensfähigkeit. Diese lässt Sie die Welt anders ansehen – was wenn nicht für Sie, so doch für die Gesellschaft eine bedeutsame Ergänzung sein kann.

Im Kontext der evolutionären Selbstorganisation

Die Verbundenheit alter Naturvölker und Religionen zur Natur, ihre Achtsamkeit gegenüber den Wesenheiten, die den Menschen umgeben, sowie ihre dialogische Kommunikation mit Pflanzen, Tieren und der Erde wurde lange als »primitiv« diskriminiert. Heute wird deutlich, dass wir einen solchen achtsamen Umgang mit der Natur unbedingt brauchen, wenn wir uns nicht von der Evolution abkapseln wollen.

Gesundheit,
Entwicklung
und Evolution

Wenn wir Gesundheit mit persönlicher Entwicklung assoziieren, ist das für die meisten Menschen nachvollziehbar. Wenn wir Gesundheit allerdings mit Evolution verbinden, kommen bei manchen Menschen vielleicht Erinnerungen an den Nationalsozialismus auf, an eine Zeit, in der sich Ärzte und Politiker anmaßten, andere Menschen als minderwertig und sogar »lebensunwürdig« zu beurteilen. Begründet wurde dies damit, dass schwer kranke Menschen und Menschen mit Erbkrankheiten, ja sogar ganze Ethnien der Evolution nicht dienlich seien.

Eine kulturelle Evolution soll der gesunden Entwicklung aller Menschen dienen.

Vor einer derart unmenschlichen, grausamen Einstellung und ihren tödlichen Folgen kann auch heute noch nicht oft genug gewarnt werden. Zu einer solchen Einstellung kann es kommen, wenn wir uns zu glauben anmaßen, es gäbe einen objektiv »wahren« Maßstab für Gesundheit, Entwicklung und Evolution.

Wir dürfen Gesundheit, Entwicklung und Evolution jedoch nur als subjektiv »wahre« Größen bewerten, die keinerlei Urteil über andere Menschen erlauben. Es handelt sich dabei um relative Größen, die nur einen sinnvollen Bezug im subjektiven Vergleich finden: Unsere Entwicklung merken wir daran, dass sich unsere Fähigkeiten erweitern bzw. unsere Stimmigkeit erhöht – nicht daran, dass wir einer Norm entsprechen.

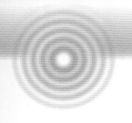

Die Gesundung des Einzelnen und die Evolution der Kultur

Jeder Zyklus der Selbstheilung erhöht unsere Handlungskompetenz und das Verstehen von Zusammenhängen. Nach jedem Erleben von gesunder Stimmigkeit können wir vertrauensvoller kooperieren. Jede erfolgreiche Abwehr von Gefahren und jede Problemlösung stärken unser Selbstbewusstsein und unsere Fähigkeit, unsere Umwelt stimmig zu gestalten.

Wenn wir über den Gang der Evolution nachdenken, müssen wir zunächst alles, was ist, bedingungslos anerkennen. Alles, was ist, ist ein Ergebnis der Evolution und leistet einen Beitrag zur Evolution.

Wenn wir des Weiteren unsere persönliche Annäherung an Stimmigkeit in einem mehrdimensionalen Zusammenhang sehen, rückt die Entwicklung größerer Übersysteme ins Blickfeld. Wir betrachten die Entwicklung unserer sozialen Beziehungen, unserer Kultur und der global stimmigen Verbundenheit.

In diesen Größenordnungen wird bei Entwicklung auch von Evolution gesprochen. Dabei sollten wir nicht den Fehler begehen, den viele Evolutionstheoretiker begangen haben: zu behaupten, wir wüssten, wohin die Evolution geht, und wir könnten ihre Fortschritte objektiv messen.

Im Gegensatz dazu sollten wir immer die Bescheidenheit wahren, zwar Hypothesen für die Evolution aufstellen und unsere Entwicklung subjektiv bewerten, aber nie wirklich wissen zu können, was das Ziel der Evolution eigentlich ist. Darüber hinaus lässt sich aus den Hypothesen keinerlei Recht zu einem Urteil über andere Menschen ableiten.

Evolution soll an dieser Stelle folgendermaßen definiert werden: Jedes Lösen eines Problems, jedes Erreichen einer komplexeren stimmigen Verbundenheit stellt einen Beitrag zur Evolution dar, deren letztliches Ergebnis wir allerdings nicht kennen.

Da der Gedanke einer sozialen und kulturellen Evolution im Zusammenhang mit Charles Darwin schon zur Rechtfertigung vieler Grausamkeiten missbraucht wurde, ist es hier ein ganz besonderes Anliegen, einige Wesensmerkmale evolutionärer Prozesse auszuführen, die ein freies, anerkennendes Verständnis auf der Grundlage moderner Wissenschaften ermöglichen.

▸ Evolutionäre Prozesse haben die Bildung immer komplexerer Systeme zum Ziel, mehrdimensional stimmig verbundene, integrative Strukturen. Damit sind sie implizit zielgerichtet (teleologisch).

▸ Die wesentlichen Methoden evolutionärer Fortschritte sind Kommunikation und Kooperation. Sie können materiell, emotional, kulturell, geistig oder gänzlich implizit und nicht erkennbar ausgeführt werden.

▸ Evolutionäre Prozesse verlaufen in der Regel nicht linear, sondern chaotisch. Sie sind in ihrem Verlauf nicht vorherseh- oder berechenbar. Dabei ist das Annäherungsziel der jeweiligen Etappe – ihr jeweiliger Attraktor – allerdings ungefähr festgelegt.

▸ Evolutionäre Prozesse sind in Resonanz zu größeren Systemen – möglicherweise zu Systemen, die sich unserer Kenntnis entziehen. Wenn der Mensch das komplexeste Wesen und seine Kulturen die komplexesten Netzwerke sind, die es jemals auf der Erde gegeben hat, so wäre es einleuchtend, dass das implizite Streben des Menschen nach konstruktiver Kohärenz auch der Antrieb seiner Evolution ist.

Das Ziel der Evolution bleibt letztlich ein großes Geheimnis. Unser Beitrag dazu kann eine Annäherung an unsere eigenen höchsten menschlichen Ziele sein.

Kinder lösen Probleme ihrer Eltern

Dieses Streben nach konstruktiver Kohärenz wirkt sich in unserem Leben so aus, dass wir mindestens eine Unstimmigkeit unserer Eltern unbewusst auswählen, um sie in unserem Leben stimmiger zu

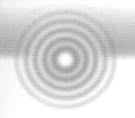

gestalten. Kinder spüren in der nahen Verbindung mit ihren Eltern sehr sensibel, wo diese ein ungelöstes Problem haben. Ob es materielle Sorgen sind, ob es die Traurigkeit einer überlasteten Mutter oder die Versagensgefühle eines gestressten Vaters sind, ob es eine ungelöste Spannung zwischen den Eltern aufgrund sexueller Disharmonie oder ungerechter Verteilung der Arbeit ist – die Kinder versuchen, es besser zu machen und mindestens eines dieser vielen Probleme in ihrem Leben praktisch oder/und theoretisch zu lösen. Nicht selten wählen sie deshalb einen Beruf, der zu einer Lösung der erlebten tiefen familiären Problematik beitragen könnte. So gibt es beispielsweise viele Psychologen und Psychotherapeuten, bei denen deutlich zum Ausdruck kommt, dass eine psychologische Sichtweise der Familie möglicherweise guttun könnte.

Eine allgemeine These lautet: Jedes Kind übernimmt mindestens ein ungelöstes Problem der Eltern, das es in seinem Leben annähernd lösen möchte.

Vermeiden hilft nicht

Eltern wünschen ihren Kindern, dass sie es besser haben, d.h. dass sie weniger und leichtere Probleme haben mögen. Einige Kinder wollen auf keinen Fall so werden wie ihre Mutter oder ihr Vater. Solange sie das elterliche Vorbild nur vermeiden wollen, holt es sie meist irgendwann ein. Der erste Schritt zu konstruktiven Veränderungen ist eine Annahme der Eltern so, wie sie sind, samt allen Unstimmigkeiten. Dann können wir versuchen, manche Unstimmigkeit stimmiger zu leben. Meist tun sich dann so viele neue Probleme auf, dass wir gar nicht bemerken, zumindest an einem Punkt stimmiger zu leben, als wir es bei unseren Eltern erlebt haben. Und sei es, dass wir die Unstimmigkeiten überhaupt erst wahrnehmen, die unsere Eltern erfolgreich verdrängt hatten.

Das Bemühen, ein Problem zu lösen, kann sich auch in einer Erkrankung zeigen, etwa in einem Suchtverhalten, das ein Jugendlicher auf seiner Suche nach einem aufbauenden Dialog entwickelt, den er bei den Eltern vermisst hat. Diese hatten ihre dialogischen Beziehungen vielleicht nie als bedeutsam erachtet, weil in ihrer Herkunftsfamilie autoritäre Dialoge eine ganze andere Art selbstverständlichen Zugehörigkeitsgefühls geschaffen hatten.

Ein anderes Beispiel: M., die Tochter einer sehr rational urteilenden, fast zwanghaften Lehrerin und eines früh verstorbenen Künstlers, studiert Psychologie. Da sich die Mutter mit der Situation, alleinerziehend zu sein, gänzlich überfordert fühlte, gab sie die Tochter zu ihrer Schwester.

Später suchte M. emotional abhängige Beziehungen und trauerte gleichzeitig ihrem früh verstorbenen Vater nach. Sie suchte stimmige Verbundenheit in der sozialen Dimension, kämpfte darum und versuchte gleichzeitig, dies psychologisch zu verstehen. Damit leistete sie einen Beitrag zur Integration emotionaler Bedürfnisse nach Zugehörigkeit in das kulturelle Bewusstsein.

Ein weiteres Beispiel: F., der Sohn eines autoritären Pastors, trat 1934 aus der Kirche aus und suchte intensiv nach einem positiven, nicht strafenden Gottesbild. Zunächst fand er in der Ideologie des Nationalsozialismus eine Alternative zur Kirche – ein Thema, über das er sich mit seiner Frau häufig stritt. Noch im hohen Alter von 85 Jahren verfasste F. eine engagierte Schrift zur »Zweiten Reformation«. Sein Leben lang rang er um ein positives Gottesverständnis und leistete damit seinen ganz persönlichen Beitrag zur Stimmigkeit der geistigen Daseinsdimension.

Unsere Eltern entwickelten die geerbten und übernommenen Informationen weiter. Diese erhielten wir wiederum von unseren Eltern und entwickelten sie unsererseits weiter. Wir geben sie dann weiter an unsere Kinder. Auf diese Art leistet jeder Mensch einen Beitrag zur menschlichen Evolution.

Aufgrund unserer persönlichen Erfahrung können wir die Menschen gut verstehen, die in ihrem Leben darum ringen, ein Problem zu lösen, das ihre Eltern ihnen »vererbten«.

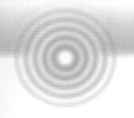

Wohlstandsprobleme lösen

Das vordringliche Problem für die Generation von vor 100 Jahren oder auch nach dem Zweiten Weltkrieg bestand im Schaffen einer materiellen Lebensgrundlage, später dann in der Teilhabe am technischen Fortschritt durch Radio, Fernsehen und dergleichen mehr. Seit Jahrhunderten und Jahrtausenden stellte es für die Masse der Menschen das größte Problem dar, genügend Nahrung zu finden, um über den Winter zu kommen und einigermaßen gesund zu bleiben. Dieses Problem haben die Generationen unserer Eltern und Großeltern für uns heute weitgehend gelöst. So können wir uns anderen Problemen zuwenden, die wir jetzt im Wohlstand haben – gesundheitliche, menschliche und ökologische.

Wir hätten eine Vorreiterrolle, wenn wir einen zukunftsfähigen salutogenen Umgang finden, der sowohl individuell als auch sozial, kulturell und global stimmig sowie nachhaltig gesund ist.

Manche sprechen verächtlich über die gesundheitlichen Wohlstandsprobleme – so, als wären es keine echten Probleme, da selbst gemacht. Allerdings sind dies Probleme, die wir zukunftsfähig lösen müssen, eine unserer großen kulturellen evolutionären Aufgaben. Denn (fast) alle Menschen gerade in den armen Ländern streben nach Wohlstand, und wir gönnen allen Menschen, dass sie in Wohlstand leben können.

Für jeden einzelnen Menschen bedeutet diese Sichtweise, dass er sein Leben im Zusammenhang mit seiner Herkunft und unter dem Bemühen, mindestens ein Problem zu lösen, verstehen kann. Es kann ein Problem sein, das unsere Eltern gar nicht bemerkten, das für uns als Kind oder junger Erwachsener irgendwie eine Rolle spielte. Es kann ein persönliches, soziales, kulturelles oder geistiges Problem gewesen sein. Deshalb aber sind unsere Eltern nicht für unser Problem verantwortlich. Wir suchen uns – meist unbewusst – aus der unendlichen Fülle von Unstimmigkeiten die aus, die uns persönlich zum einen bedeutsam erscheinen und zum anderen handhabbar, also lösbar; diese versuchen wir zu verstehen und zu lösen. So ist unser ganzes Leben Problemlösen, wie Karl Popper sagt. Dieses Bemühen – das sich zum ganz großen Teil wie selbstverständlich unbewusst entfaltet – ist unser Beitrag zur sozialen und kulturellen Evolution.

Mit dieser Sichtweise können wir unsere Eltern und ihre Probleme so annehmen, wie sie sind, wie wir sie erlebt haben – ohne Vorwurf, allerdings mit der Betroffenheit als Kind. Aus dieser Betroffenheit, die zur emotionalen Wahrnehmung der Bedeutsamkeit führt, kommt die Motivation, es stimmiger machen zu wollen. So wird das subjektive Individuum zum Motor der Evolution.

Evolution ist ein andauerndes und dynamisches, kooperatives Problemlösen, ein Immer-wieder-Herstellen von stimmiger Verbundenheit, von aufbauender Kohärenz in zunehmend komplexeren Zusammenhängen. Dabei streben wir kommunikativ nach Stim-

Die Grafik zeigt ein Modell der systemischen Evolution.

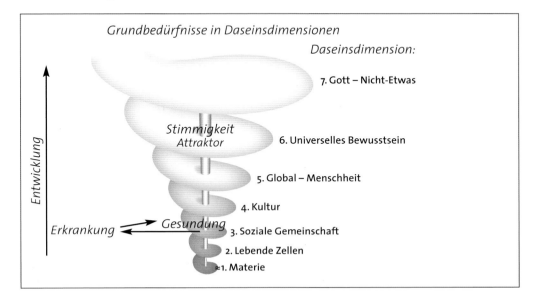

Grundbedürfnisse in Daseinsdimensionen

Daseinsdimension:

7. Gott – Nicht-Etwas

Stimmigkeit
Attraktor

6. Universelles Bewusstsein

5. Global – Menschheit

4. Kultur

Erkrankung   Gesundung

3. Soziale Gemeinschaft

2. Lebende Zellen

1. Materie

Entwicklung

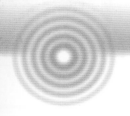

Fragen zum Nachdenken

▶ Was tun wir Menschen schon ganz unwillkürlich, also implizit im Rahmen der Art von Evolution, wie sie hier verstanden wird?

▶ Eltern wollen, dass es ihren Kindern besser geht als ihnen. Sie wünschen und geben ihnen das Beste, wozu sie in der Lage sind. Was haben Ihre Eltern Ihnen gewünscht – vielleicht ohne es je auszusprechen?

▶ Wie haben Sie als Kind versucht, Ihrer Familie zu helfen?

▶ In welchem Punkt wollten oder wollen Sie es besser machen als Ihre Eltern?

▶ Welche Unstimmigkeit in Ihrer Familie ist für Sie so bedeutsam, dass Sie in Ihrem Leben daran arbeiten?

Wohlstand ist ein attraktives Ziel vieler Menschen. Er schafft viele neue Möglichkeiten und öffnet den Blick auf viele ungelöste Probleme. Er fordert heute insbesondere eines von uns in einer neuen Dimension: globales Verantwortungsbewusstsein.

migkeit in zwei Richtungen: zum einen in eine waagerechte, in eine Daseinsdimension, zum anderen in eine senkrechte, eine innere Stimmigkeit der Resonanzen in den verschiedenen Daseinsdimensionen (siehe Abb. S. 191). Der Grad der Komplexität wächst mit der Zahl der Dimensionen, in denen der Organismus Resonanz zeigt und selbst stimmig aufbauend aktiv ist.

Evolution durch Kommunikation und Kooperation

Die großen Etappen der Evolution zum Menschen sind durch konstruktive Resonanz und Kooperation entstanden. Das begann in der physikalisch-chemischen Dimension durch die Verbindung von Helium mit Beryllium zu Kohlenstoffatomen, die in einer unwahrscheinlichen Resonanz zur seltenen Energieschwingung in einem heißen Stern in großem Maße stattfand. Ganz entsprechend unwahrscheinlich hat sich aus Helium und Kohlenstoff reichlich Sauerstoff gebildet. Diese beiden Elemente sind die grundlegenden Bausteine für Lebewesen.

Anschließend verbanden sich mehrere Atome zu biochemischen Molekülen, zu Eiweißen und Genen, die sich selbst reproduzieren können. Diskutiert wird in der Wissenschaft die Frage, ob hierbei auch Biomoleküle aus dem Weltall einen kooperativen Beitrag auf der Erde leisteten.

Ziemlich sicher erscheint, dass sich zwei unterschiedliche Arten von Bakterien zusammentaten und eine neue Form von Einzellern mit Zellkern und Zellorganellen wie etwa Mitochondrien bildeten. Die kernhaltigen Zellen stellten dann den Grundstock für die weitere Evolution dar.

Die Vereinigung von sich ergänzenden Wesen erscheint als evolutionäres Schöpfungsprinzip.

Die Evolution bekam noch einmal einen kräftigen Schub, als die sexuelle Fortpflanzung erfunden wurde. Diese bildet die Grundform biosozialer Kooperation unterschiedlicher, einander ergänzender Individuen – die Urform lustvoller Annäherung und Kooperation. Diese Art von Lust entfaltete sich im Laufe der Evolution mit der Entwicklung sozialer Beziehungen und Systeme zunehmend weiter. Durch arbeitsteilige Kooperationen in größeren Sozialverbunden entstanden Keimformen von Kulturen, beispielsweise auch Bienenvölker und Wolfsrudel. Die Entwicklung menschlicher Hochkulturen ist immer eine Folge komplexer mehrdimensionaler Kooperationen gewesen und ist es heute noch.

Die Frage lautet nun: Gibt es eine Gesetzmäßigkeit, ein Ziel, ein Motiv für die Atome, Einzeller, Vielzeller, Tiere und Menschen zu einer immer umfassenderen und komplexeren Kooperation? Die Antwort: Stimmigkeit in aufbauender Resonanz ist sowohl die Gesetzmäßigkeit als auch unser implizites Ziel. Es geht um aufbau-

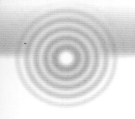

ende Resonanz in der konstruktiven Kohärenz größerer Systeme. In Analogie zum Kohlenstoff, der sich in Resonanz mit dem Stern bildete, können wir eines Tages vielleicht auch verstehen, wie sich Zellen möglicherweise in Resonanz zum Kohärenzfeld der Erde samt Biosphäre und Sonnenlicht zusammentaten, wie sich Tiere zu immer komplexeren sozialen Netzwerken verbanden und wie wir Menschen in Resonanz zu diesem mehrdimensionalen komplexen Geschehen im Sonnensystem auf der Erde ein entsprechend komplexes Gehirn und Bewusstsein entwickelten.

Das bedeutet, dass der Mensch ein Wesen ist, das sich zusammen mit der Entwicklung der Biosphäre gebildet hat und in seiner Komplexität ein Teil der Biosphäre ist, ein »selbstähnliches« Teil, ein kleines Abbild eines großen Ganzen, ein Abbild von Mutter Erde, ein Abbild des Sonnensystems.

Der Mensch ist ein Produkt der Erde und der Sonnenstrahlung. Die Evolution des Lebens findet in Resonanz zu diesen großen Dimensionen statt.

In der Sprache der Chaosforschung werden die selbstähnlichen Teile eines Ganzen Fraktale genannt. Als anschauliches Beispiel dient der Blumenkohl: Jede kleine Blüte hat Ähnlichkeit mit dem ganzen Kohlkopf – sie ist ein Fraktal des ganzen Blumenkohls.

Wenn wir die Erde als Teil des Sonnensystems sehen, als Teil des Universums und/oder einer unbestimmbaren Gottheit, dann wäre der Mensch letztlich ein Fraktal Gottes – mit den Worten der Bibel: ein Ebenbild Gottes.

Wenn wir das Modell der spiraligen Entwicklung verwenden und jeder Systemdimension eine charakteristische Kohärenz und damit ein Schwingungsmuster zuordnen, bedeutet dies, dass Materie einer komplexeren Schwingungsordnung zugeführt wird.

Wenn wir diesen Gedanken noch weiter denken, bedeutet es, dass wir bewusst aktiv an der Evolution teilnehmen, wenn wir uns bemühen, uns in unserem Leben einer komplexeren Schwingungsordnung anzunähern.

Mit welcher Art von Kommunikation und Kooperation können wir das erreichen? Gibt es Vorstellungen des Attraktors bzw. der Attraktoren, die unsere Entwicklung anziehen?

Chaotische Wege der Annäherung an eine attraktive Ordnung

Wir dürfen allerdings nicht erwarten, dass die Wege zu mehr Stimmigkeit geradlinig verlaufen. Das ist eher eine Ausnahme. Viel häufiger beobachten wir verschlungene Wege in einem mehrdimensionalen Labyrinth, bei denen wir kaum ein Ziel ausmachen können. So war der Sohn des autoritären Pastors (siehe S. 189) der nationalsozialistischen Ideologie sehr zugetan, weil sie ihm Argumente gegen die christliche Kirche lieferte. Die Tochter der äußerst vernunftge-

Wohnt dem Chaos ein Potenzial zur Ordnung, zur Selbstorganisation inne?

> ## Fragen zum Nachdenken
>
> ▸ **Was kann Ihr persönlicher Beitrag zur Evolution sein?**
>
> ▸ **Wie spüren Sie Resonanz mit globaler bzw. universeller, göttlicher Kohärenz?**
>
> ▸ **Was brauchen Sie, um Ihre in Angriff genommenen Probleme zu lösen? Mit wem wollen Sie kooperieren?**
>
> ▸ **Wie können Sie Ihre zwischenmenschlichen Beziehungen (Familie, Freunde, Nachbarn, Kollegen) möglichst stimmig gestalten?**
>
> ▸ **Gibt es in Ihrem kulturellen Tätigkeitsbereich Möglichkeiten, kreative Kooperationen zu entfalten?**
>
> ▸ **Wie können Sie individuell, gemeinschaftlich und kulturell stimmiges Verantwortungsbewusstsein für die Menschheit und die gesamte Biosphäre entwickeln?**

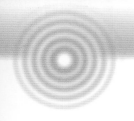

steuerten Lehrerin (siehe S. 189) hatte ihre emotionale Stimmigkeit über Jahre sowohl im Abhängigkeitsgefühl zu einem Mann als auch bei einem Guru gesucht. In beiden Fällen kann man erst hinterher bzw. von außen betrachtet das innere Streben nach einer Problemlösung, nach einem stimmigeren Leben erkennen. Oberflächlich oder aus dem Moment heraus erscheint es eher gestört und weniger stimmig als das Leben der jeweiligen Eltern.

Die Chaosforschung, die besonders in den letzten 20 Jahren des letzten Jahrhunderts der Frage nachging, wie aus Chaos Ordnung entsteht, liefert uns anschauliche Modelle zum Verständnis dynamischer und lebendiger Vorgänge. Sie spricht vom determinierten Chaos, was bedeutet, dass Vorgänge, die uns absolut chaotisch erscheinen, ein festgelegtes – determiniertes – Ziel ansteuern. Dieses imaginäre Ziel wird von Chaosforschern Attraktor genannt. Es wirkt wie ein Magnet auf Eisenspäne attraktiv auf die sich chaotisch bewegenden Teile eines Systems.

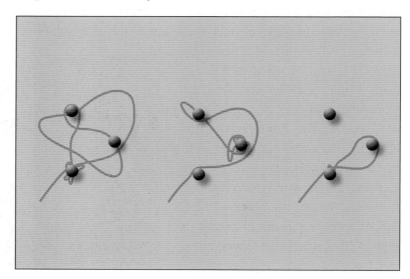

Die Bewegungen eines Pendels zwischen drei Magneten verlaufen nicht wohlgeordnet, sondern chaotisch.

Ein sehr einfacher Attraktor ist z. B. der Punkt, an dem ein schwingendes Pendel irgendwann zur Ruhe kommt. Dieser Punkt ist berechenbar, während des Schwingens des Pendels aber nicht sichtbar. Dennoch wird er erreicht – egal von welchem Ausgangspunkt wir das Pendel schwingen lassen. Attraktor bezeichnet in diesem Zusammenhang den Endzustand oder zumindest halbwegs stabilen Zwischenzustand eines dynamischen Systems.

Komplizierter wird es, wenn wir ein Pendel zwischen drei Magneten pendeln lassen (siehe Grafiken auf S. 196). Jeder Magnet ist für sich genommen ein physikalischer Attraktor für das Eisenpendel. Alle drei zusammen bilden ein Magnetfeld, welches wiederum einen physikalischen Attraktor für das Pendel darstellt, ebenso wie das Schwerkraftfeld der Erde. Wenn das Pendel nun mit einer Bewegung zwischen die Magnete gelassen wird, schwingt es chaotisch, nicht mehr exakt berechenbar in verschiedene Richtungen, bis es irgendwo zum Stillstand kommt. Die Punkte, auf denen es bei vielen Versuchen und verschiedenen Ausgangslagen zum Stillstand kommt, bilden Linien, die in unten stehender Grafik dargestellt sind.

Attraktionsgebiet eines frei schwingenden Pendels

Diese Linien liefern ein Bild des sogenannten Attraktionsgebiets für das Pendel. Nun bedeutet Attraktor im Sinne der Chaostheorie nicht mehr das physikalische Kraftfeld, sondern ein berechenbares virtuelles und damit metaphysisches geometrisches Gebilde. Dieser Attraktor zeigt eine Kohärenz, einen Zusammenhalt auf: Die Linien bilden geometrisch geordnete Muster, obwohl die Bewegungen des Pendels chaotisch erscheinen.

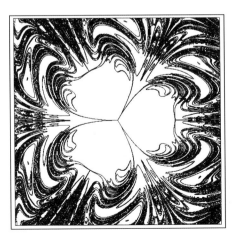

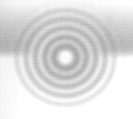

Dieses Bild kann uns eine Vorstellung davon vermitteln, wie sich eine unüberschaubare Vielzahl von z. B. auch biochemischen Vorgängen letztlich auf ein geordnetes mehrdimensionales Resultat hin bewegt, solange es in einem offenen System von einem Attraktor geleitet wird, wie etwa die Moleküle bei der Wundheilung.

In den chaotischen Bewegungen können wir die Ordnung nicht erkennen. Wenn wir jedoch den Attraktor kennen, wissen wir, zu welcher Ordnung sich die Teile letztlich zusammenfinden. Wir können einen Attraktor als implizites Ordnungspotenzial des Chaos sehen oder erahnen.

Wir wissen, dass aus dem Samen einer Sonnenblume eine Sonnenblume – der Attraktor des wachsenden Samens – wird, obwohl wir keineswegs alle Einzelschritte, alle biochemischen Reaktionen und Zellteilungen vorhersagen können.

Wenn wir in einer solchen Situation die sich bewegenden Teile – im wirklichen Leben z. B. uns selbst oder unsere Kinder – über längere Zeit in eine gerade Richtung auf die attraktive Ordnung zwingen wollten, würden wir den Prozess stören und womöglich behindern. Manchem mag es paradox erscheinen, dass Starrheit in einem dynamischen System eher zu Chaos als zu Ordnung führt. Als Konsequenz aus dieser Erkenntnis entsteht Respekt vor und Vertrauen in die Eigendynamik der Entwicklung von Kindern und Menschen, selbst wenn sie noch so merkwürdige Wege gehen. »Man kann niemanden zu seinem Glück zwingen«, heißt es.

Die Chaosforschung hat uns einige Modellvorstellungen gebracht, die ein vertieftes Verständnis lebendiger Prozesse und der Evolution ermöglichen, etwa den zentralen Begriff des Attraktors. Mit Attraktoren, die dynamische Prozesse zu einer Ordnung, einem Ziel ziehen, wird ein Denken in die moderne Wissenschaft eingeführt, das uns Vorgänge von einem Ziel aus gesteuert betrachten lässt. Damit erhalten wir eine teleologische Sichtweise, wie wir sie praktisch alltäglich erfahren, wenn wir uns ein Ziel setzen und uns dementsprechend verhalten. Für den Mainstream der Naturwissenschaften gibt es nur ursächliche Bedingungen und Zufälle für den Verlauf von Entwicklungen. Für sie gilt bislang die Ansicht, dass die Welt aus der Dynamik der Anfangsbedingungen – letztlich des Urknalls – zu erklären sei. Hier ist nun aus den Erkenntnissen der Chaosforschung und den Wissenschaften vom Lebendigen eine grundlegende Änderung vorzunehmen, die die zielführende Wirkung der Attraktoren anerkennt und untersucht.

Dabei sind die Attraktoren für alle Entwicklungsabschnitte im Sinne einer Zielhierarchie geordnet. Für die Zellteilung ist die Entstehung einer Zelle der Attraktor, für das Wachstum eines Organs eben das Organ im Kontext eines ganzen Organismus bis zur Geburtsreife. Bis zum Jugendalter ist die Geschlechtsreife der Attraktor. Für das Sterben ist es vielleicht das Leben der Gemeinschaft, der nächsten Generation oder der Kultur.

Als letztendlicher Attraktor scheint ein kohärentes mehrdimensionales Schwingungsmuster die Entwicklung sowohl des Individuums als auch die von Familien, Kulturen und der gesamten Menschheit anzuziehen. Und wir versuchen, uns dieser stimmigen Kohärenz durch alle Daseinsdimensionen hindurch anzunähern – ganz gleich von welchem Ausgangspunkt auch immer. Das bedeutet gesunde Entwicklung und Evolution zugleich.

Da dieses mehrdimensionale Schwingungsmuster äußerst komplex ist, bleibt es auch weitgehend im Unbestimmten, im Nebulösen, im »Verborgenen«, was wissenschaftlich natürlich recht unbefriedigend ist.

Auch die Naturwissenschaftler werden erkennen können, dass sich unser Wissen einer ganzheitlich komplexen Wahrheit annähert. Diese komplexe Wahrheit können wir allerdings aus erkenntnistheoretischen Gründen nie exakt bestimmen. Es gibt offenbar ebenso eine prinzipielle Unbestimmtheit der Komplexität, wie es eine Unbestimmtheit in der Mikrowelt gibt. Diese Erkenntnis zur

Bei allen lebendigen Vorgängen wird immer wieder deutlich: Die Bedeutung des Kleinen verstehen wir erst im Kontext des Größeren richtig. Und das Größere schafft möglichst gute Bedingungen für das Gedeihen des Kleinen.

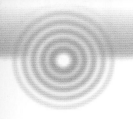

wissenschaftlichen Bescheidenheit haben einzelne führende Forscher wie etwa Albert Einstein schon im letzten Jahrhundert herausgestellt. Wenn unser Leben ebenso wie die Welt um uns herum auch voller Überraschungen und Unstimmigkeiten ist, so suchen wir doch immer wieder eine stimmige Verbundenheit – ohne die wir wohl kaum leben könnten. Ohne eine – wenn auch möglicherweise nur sehr kurzfristige – ebenso attraktive wie aufbauende Übereinstimmung von Frau und Mann gäbe es uns nicht. Wir suchen sie immer wieder, die stimmige Kooperation in unterschiedlichen Daseinsdimensionen. Dabei entsteht Gesundheit. So findet gesunde Entwicklung statt. Das ist das Prinzip der Salutogenese.

Die evolutionären Zauberworte unserer Zeit sind demnach: Stimmigkeit, Resonanz und Zusammenwirken.

Natürlich wissen wir heute nicht, wie lange unsere subjektiv erlebte Stimmigkeit ein Wegweiser für die größere Evolution ist. Möglicherweise erfordert die Evolution eines Tages weitere Maßstäbe zur Annäherung an eine universelle oder göttliche Stimmigkeit. Dann genügt das menschliche Wesen vielleicht nicht mehr.

Aus heutiger Sicht allerdings möchte ich die These aufstellen, dass kooperationsbereite Gruppen von Menschen dazu in der Lage sind, als Gruppen in Resonanz mit der konstruktiven Kohärenz der Biosphäre und möglicherweise auch noch größerer Systemdimensionen zu gehen, die uns als Attraktoren anziehen.

Zur Evolution eines »neuen Denkens«

Ein neues Denken, wie Einstein es forderte (siehe S. 10), um die anstehenden Probleme zu lösen, entwickelt sich nach alldem durch Kommunikation und Kooperation, durch aufbauende Resonanz beim Streben nach stimmiger Verbundenheit.

Wir können dieses neue Denken auf folgende Art entfalten:

▸ Indem wir von einem allgemeinen systemischen Streben nach innerer und äußerer Stimmigkeit ausgehen, einem »Willen« nach konstruktiver Kohärenz in mehreren Dimensionen.

▸ Indem wir kommunikative Kooperation – »Liebe« – in allen Dimensionen praktizieren und auch die Umwelt global verantwortungsbewusst und stimmig gestalten.

▸ Indem wir ein reflexives Verstehen und Kultivieren unserer Erfahrungen – unser Wissen und unsere Weisheit – weitergeben.

Diese drei wesentlichen Inhalte eines »neuen Denkens« fördern sowohl unsere individuelle Selbstheilung als auch unsere soziale und kulturelle Evolution.

Danksagung

Vielen Menschen, die mich mit ihrer Liebe getragen und ihren Gedanken unterstützt haben, möchte ich herzlich danken. Die vielen PatientInnen, die sich über die Jahre mir als Arzt anvertraut und gezeigt haben, wie sie sich gesund entwickeln können, sowie die Menschen, mit denen ich zusammengelebt und gearbeitet habe, schufen die Grundlage für die hier dargestellte Theorie und Praxis. Meine Tochter Swaantje hat mich durch ihr zunehmendes Interesse und Verständnis sowie durch viele wertvolle Fragen unterstützt. Danke. Bei der Entstehung dieses Buchs hat mir Nadja Lehmann mit ihrem Verstehen und ihrer Kritik besonders geholfen. Von den vielen kollegialen Kooperationen möchte ich die langjährige anregende Zusammenarbeit mit Ronald Grossarth-Maticek hervorheben, von dem ich besonders die Fokussierung auf das lustvolle Annäherungssystem gelernt habe.

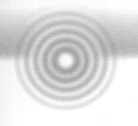

Glossar

Attraktor ist ein Begriff aus der Chaosforschung und bezeichnet einen attraktiven Zielzustand, dem sich das System dynamisch, gegebenenfalls auch chaotisch annähert.

Bioenergetik ist eine körperorientierte Psychotherapiemethode, die Alexander Lowen, ein Schüler Wilhelm Reichs, entwickelt hat.

Biophotonen sind hoch geordnete kohärente Lichtquanten, die nach F.-A. Popp in Lebewesen eine besondere Rolle bei der Steuerung der Regulation spielen.

Chaosforschung ist die Erforschung der Frage, wie in dynamischen Systemen aus Chaos Ordnung entstehen kann und umgekehrt Chaos entsteht. Ein deterministisches Chaos bezeichnet einen chaotisch erscheinenden Vorgang, dessen Ergebnis durch einen eventuell berechenbaren Attraktor bestimmt – determiniert – ist.

Circadianer Rhythmus: annähernd Tagesrhythmus

Circaseptan: annähernd sieben Tage

Dialog: Kommunikation zwischen zwei Beteiligten; direkter D.: von Angesicht zu Angesicht, wobei der nonverbale Anteil meist mehr als 80 % ausmacht.

Beim vermittelten Dialog wird die Kommunikation im Wesentlichen über ein Medium wie Sprache, Bilder, Musik o. Ä. vermittelt.

Epigenetisch bezeichnet den Einfluss der Umgebung auf die Entstehung eines Lebewesens und die Ausprägung seiner Eigenschaften.

Explizit: bewusst und willentlich

Extrinsische Motivation: von außen kommende M.

Implizit: jenseits der bewusst willentlichen Kontrolle

Interferenz: Überlagerung von kohärenten Wellen mit Phasenbezug, die sich verstärken (konstruktive I.) oder auslöschen (destruktive I.) können

Intrinsische Motivation: von innen kommende M.

Kohärenz: Zusammenhang, Klarheit, Übereinstimmung

- K. in der Physik: »zusammenhängende« Wellenformationen, die Interferenzen bilden können; K. ist Voraussetzung für Resonanz
- K. beim Menschen: stimmige Verbundenheit, Wohlbefinden, Harmonieempfinden, Ordnung(ssinn)
- K. in der Systemtheorie: Jedes System hat seine eigene Kohärenz.

Kohärenzgefühl ist die häufigste Übersetzung von Antonovskys »sense of coherence« (SOC). SOC hat eine wahrnehmende Bedeutung – »Sinn *für* Kohärenz« – und eine beschreibende – »Gefühl *von* Kohärenz«, das durch Erfahrung entsteht.
Definition von Antonovsky: »Das SOC (Kohärenzgefühl) ist eine globale Orientierung, die ausdrückt, in welchem Ausmaß man ein durchdringendes, andauerndes und dennoch dynamisches Gefühl des Vertrauens hat […]«.

Kohärenzsinn ist unsere angelegte, angeborene Fähigkeit, Kohärenz – stimmige Verbundenheit – in uns und zwischen uns selbst und unserer Umwelt wahrzunehmen. Der Kohärenzsinn bewertet die eingehenden Signale aus den Sinnesorganen. Er bildet nach neuen neurophysiologischen Erkenntnissen wohl die übergeordnete Funktion des Zentralnervensystems.

Pathogenese ist die Entstehung von Krankheiten; pathogenetische Orientierung ist die Ausrichtung auf die Entstehung und Bekämpfung von Krankheiten.

Resonanz ist ein Antwortschwingen in der Eigenschwingungsfähigkeit. Wie bei Interferenzen können wir aufbauende und zerstörerische R. unterscheiden.

Rückkopplungsprozesse sind dynamische Vorgänge, bei denen jeder folgende Schritt auf dem vorherigen aufbaut. Positive R. bedeutet, dass durch einen neuen Schritt der Vorgang weitergeführt bzw. beschleunigt wird; negative R. heißt, dass durch die neue Aktion der Vorgang gehemmt wird.

Salutogen ist alles, was die Gesundheit fördert.

Salutogenese ist eine Wortschöpfung von A. Antonovsky aus den 1970er-Jahren (von lat. *salus* = Gesundheit und griech. *genesis* = Entstehung) und beinhaltet die Frage nach der Entstehung von Gesundheit.

Salutogenetisch wird die Sichtweise genannt, die die Entstehung von Gesundheit im Fokus hat.

Selbstregulation ist die Regulation eines Systems nach maßgeblichen Steuergrößen (Attraktoren, Sollwerten), die dem System innewohnen.

Sense of coherence / SOC: siehe Kohärenzgefühl

Systemdimensionen sind Dimensionen von Beziehungskomplexität und Größenordnungen von Systemen. Sie haben Entsprechungen in physikalischen Dimensionen sowie auch auf logischen Ebenen.

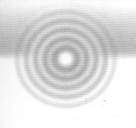

Literatur

Antonovsky A. (1993): Gesundheitsforschung versus Krankheitsforschung. In: Franke A., Broda M. (Hrsg.): *Psychosomatische Gesundheit*. Tübingen: dgvt

Antonovsky A. (1997): *Salutogenese. Zur Entmystifizierung von Gesundheit*. Tübingen: dgvt

Antonovsky A. (1998): Zuversicht schützt vor Sucht. In: *Psychologie Heute*. 02/1998, S. 56

Bahrs O., Matthiessen P. (2008): *Gesundheitsfördernde Praxen*. Bern: Huber

Bauer J. (2006): *Prinzip Menschlichkeit – Warum wir von Natur aus kooperieren*. Hamburg: Hoffmann und Campe

Bauer J. (2005): *Warum ich fühle, was du fühlst*. Hamburg: Hoffmann und Campe

Bengel J. (2001): *Was erhält den Menschen gesund?* Bonn: BZgA

Bertalanffy L. v. (1949 / 1990): *Das biologische Weltbild*. Wien / Köln: Böhlau

Buber M. (1995): *Ich und Du*. Stuttgart: Reclam

Collier R. (1998): *Bauchselbstmassage. Ein Selbsthilfeprogramm mit praktischen Anleitungen*. Verlag Ganzheitliche Gesu

Dörner K. (2004): *Das Gesundheitsdilemma*. Berlin: Ullstein

Dürr H. P., Popp F.-A., Schommers W. (Hrsg.) (2000): *Elemente des Lebens*. Zug / Schweiz: Die Graue Edition

Flick U., Walter U., Fischer C., Neuber A., Schwartz F. W. (2004): *Gesundheit als Leitidee?* Bern: Hans Huber

Gadamer H. G. (1993): *Über die Verborgenheit der Gesundheit*. Frankfurt am Main: Suhrkamp

Göpel E. / GesundheitsAkademie (Hrsg.) (2010): *Nachhaltige Gesundheitsförderung. Gesundheit gemeinsam gestalten*. Frankfurt am Main: Mabuse

Grawe K. (2004): *Neuropsychotherapie*. Göttingen: Hogrefe

Grossarth-Maticek R. (2003): *Selbstregulation, Autonomie und Gesundheit*. Berlin / New York: de Gruyter

Grossarth-Maticek R., Petzold T. D. (2007): Ein starkes Zugehörigkeitsgefühl vervierfacht die Chance auf ein langes gesundes Leben. In: Petzold T. D. u. a. (Hrsg.) (2007): *Verbunden gesunden – Zugehörigkeitsgefühl und Salutogenese*. Bad Gandersheim: Verlag Gesunde Entwicklung, S. 74–83

Hüther G. (2001): *Bedienungsanleitung für ein menschliches Gehirn*. Göttingen: Vandenhoeck und Ruprecht

Hüther G. (2004): *Die Macht der inneren Bilder*. Göttingen: Vandenhoeck und Ruprecht

Kabat-Zinn J. (2006): *Gesund durch Meditation*. Frankfurt am Main: Fischer TbV

Kriz J. (1999): *Systemtheorie für Psychotherapeuten, Psychologen und Mediziner*. Wien: Facultas

Maslow A. H. (1954 / 2008): *Motivation und Persönlichkeit*. Reinbek: rororo

Matthiessen P. (2010): Paradigmenpluralität, Salutogenese und ärztliche Praxis. In: *Der Mensch. Zeitschrift für Salutogenese*. Heft 41

Peitgen H. O., Jürgens H., Saupe D. (1994): *C.H.A.O.S Bausteine der Ordnung*. Stuttgart / Berlin / Heidelberg: Klett-Cotta / SpringerPetzold T. D. (2007): Bedürfniskommunikation. In: *Psychotherapie Forum*, Vol. 15, No. 3, 2007, S. 127–133

Petzold T. D. (2005): Die ärztliche Gesprächsführung im Sinne einer salutogenen Kommunikation. In: *Erfahrungsheilkunde*, 2005; 54: S. 230–241

Petzold T. D. (2006): Die Arzt-Patient-Beziehung im Spannungsfeld von Diseasemanagement und Ressourcenmanagement. In: *Erfahrungsheilkunde*, 2006; 55: S. 125–134

Petzold T. D. (2010): *Gesund mit Kommunikation*. Bad Gandersh.: Verlag Ges. Entwicklung

Petzold T. D. (2000): *Gesundheit ist ansteckend! Heilen – Evolution im Kleinen?* (Zyklus von vier Büchern) Bad Gandersheim: Verlag Gesunde Entwicklung

Petzold T. D. (2004): Gesundheitsförderung in der Allgemeinpraxis: Wie wir den Gesundheitstrieb befriedigen können. In: Göpel E. (Hrsg.) (2004): *Gesundheit bewegt*. Frankfurt am Main: Mabuse, S. 136–161

Petzold T. D. (Hrsg.) (2009): *Herz mit Ohren – Sinnfindung und Salutogenese*. Bad Gandersheim: Verlag Gesunde Entwicklung

Petzold T. D. (2007): Im Fokus der Therapie steht die Selbstregulation. In: *Der Merkurstab*, 1/07, S. 36–43

Petzold T. D. (Hrsg.) (2010): *Lust und Leistung … und Salutogenese*. Bad Gandersheim: Verlag Gesunde Entwicklung

Petzold T. D. (2007): Wissenschaft und Vision. In: *DER MENSCH*, I/2007

Petzold T. D., Lehmann N. (2009): *Salutogene Kommunikation zur Annäherung an attraktive Gesundheitsziele*. Bad Gandersheim: Verlag Gesunde Entwicklung (Broschur)

Popp F. A. (2006): *Biophotonen – Neue Horizonte in der Medizin*. Stuttgart: Haug

Popper K. R. (1994): *Alles Leben ist Problemlösen*. München: Piper

Reddemann L. (2001): *Imagination als heilsame Kraft*. Stuttgart: Leben Lernen Klett-Cotta

Schiffer E. (2010): Lebensfreude, Lust und Lernfreude aus Intermediärräumen. In: Petzold T. D. (Hrsg.) (2010): *Lust und Leistung … und Salutogenese*. Bad Gandersheim: Verlag Gesunde Entwicklung

Schiffer E. (2001): *Salutogenese: Schatzsuche statt Fehlerfahndung*. Weinheim: Beltz

Schüffel W., Brucks U., Johnen R. (Hrsg.) (1998): *Handbuch der Salutogenese*. Wiesbaden: Ullstein Medical

Wittmann W. (2008): Ergebnisse einer kritischen Analyse der Daten und Methoden von Ronald Grossarth-Maticek. In: Grossarth-Maticek R. (2008): *Synergetische Präventivmedizin*. Heidelberg: Springer

Wydler H., Kolip P., Abel T. (Hrsg.) (2002): *Salutogenese und Kohärenzgefühl*. Weinheim / München: Juventa

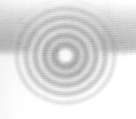

Register

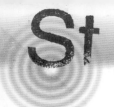

Impressum

© 2010 by Südwest Verlag, einem Unternehmen der Verlagsgruppe Random House GmbH, 81673 München

Redaktion:
Dr. Ulrike Kretschmer
Projektleitung:
Sven Beier
Redaktionsleitung:
Karin Stuhldreier
DTP/Satz und Gesamtproducing:
Dr. Alex Klubertanz
Bildredaktion:
Dietlinde Orendi
Korrektorat:
Nicola von Otto

Druck und Bindung:
Alcione, Trento
Printed in Italy

ISBN: 978-3-517-08637-8
817 2635 4453 6271

Hinweis für unsere Leser

Die Informationen in diesem Buch sind von Autor und Verlag sorgfältig erwogen und geprüft, dennoch kann eine Garantie nicht übernommen werden. Eine Haftung des Autors bzw. des Verlags und seiner Beauftragten für Personen-, Sach- und Vermögensschäden ist ausgeschlossen.

Bildnachweis

Günter Bauer, Augsburg: alle Grafiken von Seite: 21, 37, 96, 103, 108, 149, 152, 163, 166, 177, 181 o., 181 u., 191; Cultura/Mauritius Images, Mittenwald: 33; Ruth Botzenhard, München: 51; Petar Taveski/Shutterstock: 68 li; Südwest Verlag, München: 63 r., 63 li., 70, 122, 123, 132 o., 132 u. (Veronika Moga); 68 li. (Creativ Collection/CC Vision/lizenzfrei)

Seite 196: nach Peitgen, H.O., Jürgens H., Saupe D. (1994): C. H. A. O. S. Bausteine der Ordnung, Stuttgart, Berlin, Heidelberg, Klett-Cotta/Springer, mit freundlicher Genehmigung von Prof. Dr. Heinz-Otto Peitgen/Änderung von Günter Bauer

Seite 197: aus: Peitgen, H.O., Jürgens H., Saupe D. (1994): C. H. A. O. S. Bausteine der Ordnung, Stuttgart, Berlin, Heidelberg, Klett-Cotta/Springer, mit freundlicher Genehmigung von Prof. Dr. Heinz-Otto Peitgen

Quellenhinweise

S. 7: Aaron Antonovsky. *Salutogenese. Zur Entmystifizierung von Gesundheit.* Dgvt, Tübingen 1997, S. 36

S. 20: Antonovsky (1997), S. 29

S. 52: Aaron Antonovsky. Zuversicht schützt vor Sucht. In: *Psychologie Heute,* 02/1998, S. 56

S. 99f.: Manfred Spitzer. *Lernen. Gehirnforschung und die Schule des Lebens.* Springer-Verlag, Berlin/Heidelberg 2007, S. 195

S. 129: Peter Matthiessen. Paradigmenpluralität, Salutogenese und ärztliche Praxis. In: *Der Mensch. Zeitschrift für Salutogenese.* 2010, Heft 41

S. 144: Jacques Lusseyran. *Das wiedergefundene Licht. Die Lebensgeschichte eines Blinden im französischen Widerstand.* Aus d. Franz. V. Uta Schmalzriedt. © 1963 by Jacques Lusseyran. Klett-Cotta, Stuttgart 1966

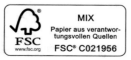

MIX
Papier aus verantwortungsvollen Quellen
FSC
www.fsc.org
FSC® C021956

Verlagsgruppe Random House FSC-DEU-0100. Das für dieses Buch verwendete FSC-zertifizierte Papier *Allegro halbmatt* liefert Sappi, Biberist, Schweiz.